健康寿命をのばす最高習慣

高血圧を自力で下げる

医学博士
青山・まだらめクリニック院長
班目健夫

リベラル社

高血圧は薬を使わなければ治らない？

――答えは「ＮＯ」です。

薬を飲む前に、自分でもできることがあるんです。

それは自律神経を整えること。

血圧は自律神経によって24時間コントロールされています。

しかし、
ストレスや体のコリ、冷えなどによって自律神経が乱れると
血圧が上がりやすくなってしまうのです。

まずは生活スタイルを見直し、セルフケアをすれば
自律神経のバランスが整い、血圧も安定していきます。

本書ではその方法を詳しく説明しています。
高血圧で悩んでいる方も、高血圧を予防したい方もぜひお試しください。

チェックリスト

高血圧になりやすい人

次の項目に「はい」か「いいえ」で答えてください。
合計数であなたの血圧の状態を判定します。

❶ 最近、手足がむくむようになった　はい・いいえ

❷ 健康診断で高脂血症だと言われたことがある　はい・いいえ

❸ ラーメンのスープを飲み干すことがある　はい・いいえ

❹ 階段をのぼっていて息切れで立ち止まったことがある　はい・いいえ

❺家族に心筋梗塞や脳卒中になった人がいる　はい・いいえ

❻タバコを毎日１箱以上吸う　はい・いいえ

❼油っこいものや甘いものが好きだ　はい・いいえ

❽耳鳴りや頭痛に悩まされることがある　はい・いいえ

❾インスタント食品やカップラーメンをよく食べる　はい・いいえ

❿ストレスをうまく発散できない　はい・いいえ

⓫手や足の指先が冷えがちだ　はい・いいえ

⓬怒りっぽくなった　はい・いいえ

判定
&
アドバイス

● 「はい」の数 **3個以下**

たいへん優秀です。現在の生活には血圧が高くなるような要素は見当たりません。十分健康に配慮した生活を送っているようです。ただし、油断をしていると、生活習慣が乱れ、高血圧になる危険性があります。今のライフスタイルを続けて、健康な状態を維持してください。

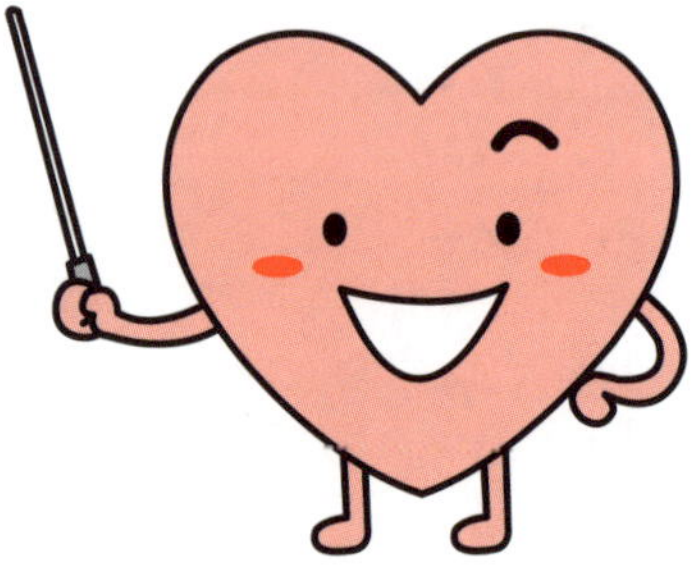

●「はい」の数 10個以上

危険な状態です。食事の際にはバランスのよいメニューを選択して、塩分の過剰摂取を控えてください。また、過度の喫煙や飲酒は高血圧を加速させるので避けましょう。耳鳴りや頭痛など体の異変を感じた場合は、念のため、医療機関で診察をしてもらうことをおすすめします。

●「はい」の数 4〜9個

こちらに該当する人が最も多いのではないでしょうか。大事なのは、「はい」にならなかったのがどんな項目なのか、ということです。例えば、食事に関するものなら、食習慣を見直すなど適切な対策を立てることができます。未来の自分のために、今すぐ行動を変えましょう。

はじめに

中高年にとって、高血圧は一番身近な生活習慣病といえるかもしれません。にもかかわらず、危機感を持っていない人の方が多いのではないでしょうか。血圧が多少高くても生活に支障はないですし、目立つ自覚症状もないからです。

ところが、高血圧を放置すると、脳梗塞や心筋梗塞、腎不全や下肢動脈閉塞など、さまざまな病気を引き寄せることになります。のんきに構えていると、気づいたときには手遅れだった……ということもあり得るのです。

もっとも、高めの血圧を下げるのは簡単ではありません。

何か対策をとらなければならないとわかっていても、

「運動が必要なのは知っているけど、面倒で……」

「降圧薬は飲みたくないんです」

そんな本音を吐露される方もいらっしゃいます。

そこで、日常生活のスキマ時間を活用しながら、簡単で確実に血圧を下げられる方法を1冊にまとめようと考えました。

ここで私の紹介をさせてください。私は小学校入学前に交通事故に遭い、その影響でひどい肩こりに悩まされてきました。

「この肩こりの正体は何だろう？」

そんな疑問を抱きながら医学部に進学したのですが、残念ながら望んでいた知識は得られませんでした。

その後、大学院を修了し、臨床医となってからは、おもに西洋医学を中心とする診療に従事してきました。

ところが、通常の西洋医学の治療では病気の改善にたどり着けないことが多かったのです。ガッカリされる患者さんを近くで見ながら、症状を軽減できないことに悩んでいました。そんなとき、漢方薬や針灸治療を使った東洋医学が効果を発揮するケースに出合ったのです。

以来、西洋医学と東洋医学、それぞれのよさを生かした統合医療というスタイルで治療を続けてきました。その歩みも30年近い年月が経とうとしています。

おかげさまで、重篤な病状の患者さんから「今までどこに行っても相手にされなかったのに不調が改善した」などの喜びの声をいただいています。

この本では、「高血圧」の改善について、私が今まで多くの患者さんに伝え、実践してきたことをまとめました。

……といっても難しい話ではありません。自律神経を整えるという、きわめてシンプルなアプローチです。筋肉のみならず全身の緊張状態を改善させれば、血圧を無理なく下げることができるのです。

本書の方法を実践して、健康で長生きできる体を手に入れましょう。

青山・まだらめクリニック院長　班目健夫

もくじ

第2章
自律神経が血圧をコントロールする

第3章 コリをほぐせば血圧が下がる

第4章 体を温めれば血圧が下がる

第5章 血圧を自力で下げるトレーニング

第１章

高血圧ってどんな病気なの？

高血圧とは何か？

高血圧は日本人の「国民病」

本書を手にされたみなさんの中には、健康診断などで
「血圧が高いので気をつけてください」
と言われて、心配になったという人がいるかもしれません。
あるいは、すでに医師から
「そろそろ血圧の薬を飲みましょうか」
などと言われて悩んでいる方もいるでしょう。

しかし、高血圧に悩まされているのはあなただけではありません。

男女別　通院者率の多い傷病（複数回答）

令和４年「国民生活基礎調査」厚生労働省

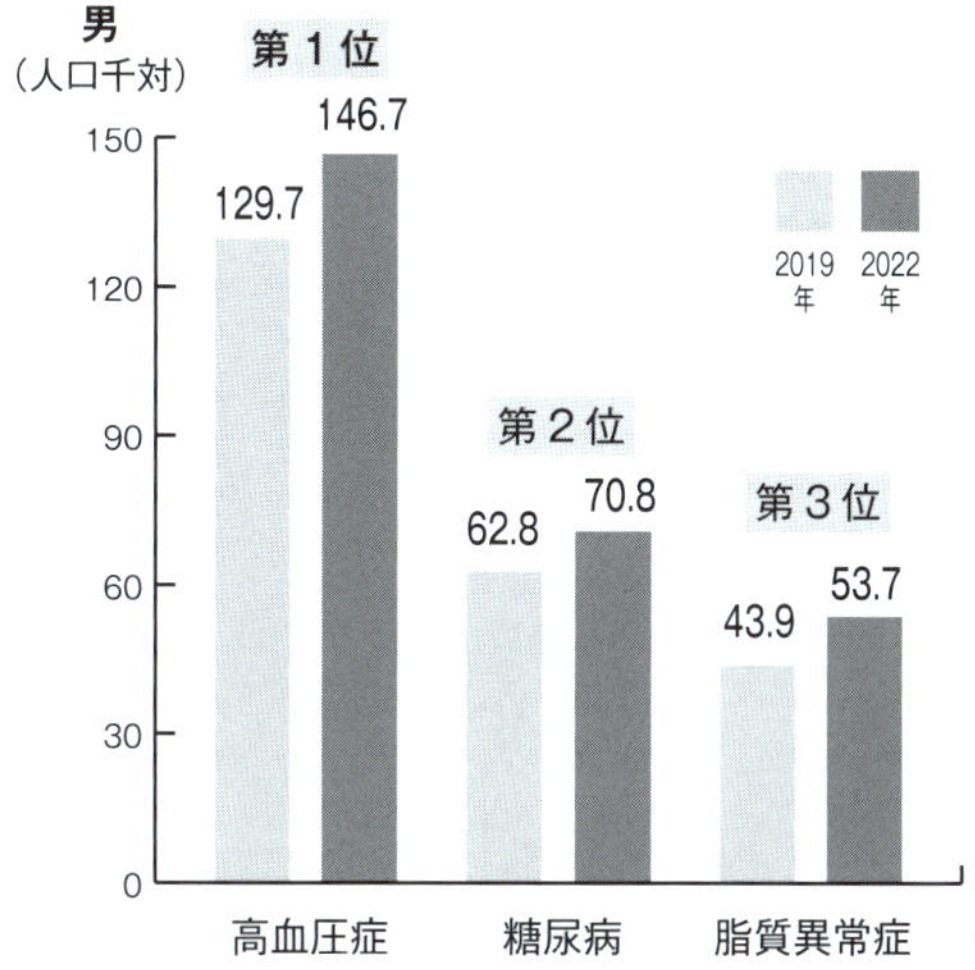

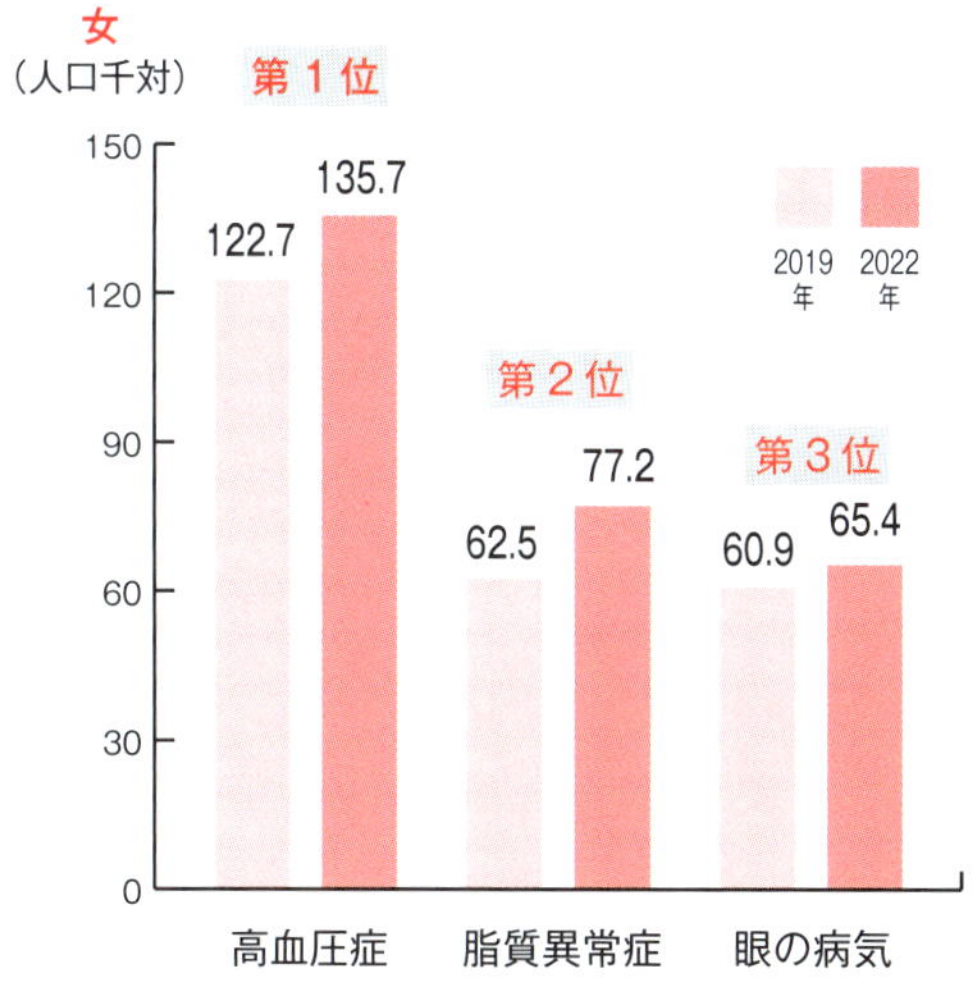

日本では、諸外国と比べて高血圧の人が非常に多いといわれています。

厚生労働省の調査によると、**高血圧疾患を持っている人は、男性約685万人、女性約818万人**で、合計1500万人以上もいることがわかりました（「令和2年（2020）患者調査（確定数）」より）。

また、何の病気で通院しているかの調査（↓P19）においても男女ともに高血圧症が第1位となっており、2022年には人口千人当たり男性146・7人、女性135・7人が高血圧症によって通院していることがわかります。

このように、**高血圧はもはや日本人の「国民病」**といえるほどポピュラーな病気です。

しかしながら、自分の高血圧を自覚していない人や、高血圧という診断を受けているのにもかかわらず放置している人が少なくないのも事実です。

高血圧は自覚症状もあまりないため軽く考えがちですが、そのままにしていれば後々とり返しのつかない病気を招くことになるのです。

高血圧には２つの種類がある

高血圧には２つの種類があることをご存知でしょうか。

一つは「本態性高血圧」というもの。もう一つが「二次性高血圧」と呼ばれるものです。順に説明していきましょう。

①原因のはっきりしない「本態性高血圧」

本態性とは、「原因がはっきりとしない」といった意味の医学用語で、高血圧の人の約9割がこの本態性高血圧だといわれています。はっきりしないとはいえ、このタイプの高血圧は生活習慣が要因になると考えられています。

つまり、**生活習慣を見直すことで予防・改善が期待できるのです。**

②別の病気からくる「二次性高血圧」

一方、二次性高血圧は、腎臓病や睡眠時無呼吸症候群など、原因が比較的はっきりしている高血圧のこと。特定のホルモンが過剰になって血圧が上昇する「内分泌性高血圧」などもこちらに含まれます。

このタイプの高血圧は、原因となっている疾患や病態を治療することが大事です。逆にいえば、それぞれの病気に対する手術や薬によって原因となる疾患を治療できれば改善が期待できるのです。

このように、本態性高血圧と二次性高血圧はまったく別のものであり、対処法も異なるので、注意が必要です。

なお、本書では、おもに本態性高血圧を扱います。

そもそも「高血圧」とは？

血圧とは、心臓が血液を全身に送り出すときに血管（動脈）の壁にかかる圧力のことを指します。動脈を一つの川だとすると、血圧は川の水の勢いのようなもので、この川が通常よりも勢いよく流れているのが高血圧です。

川の流れが「流れてくる水の量」と「川の幅」によって変わるように、**血圧は**

「流れている血液の量」と「血管の硬さ（太さ）」に左右されます（→P25）。

先ほど解説した「本態性高血圧」を引き起こすのは、主に動脈の硬さや太さの変化です。動脈の壁の弾力がなくなって硬くなったり、動脈の内腔（血液の流れる部分）が狭くなったりすると血圧が高くなってしまうのです。

血流ってこんなに大事！

動脈は、水晶体（目の奥にあってカメラのレンズのような役割を果たしている組織）を除く全身に張り巡らされています。ですから、私たちが健康で活動的な生活を送るためには、動脈を強くし、血液がしっかりと流れる状態をつくらなければいけません。

では、なぜ血流をよくすることが大事なのか、詳しく解説していきましょう。

血圧は川の流れのようなもの

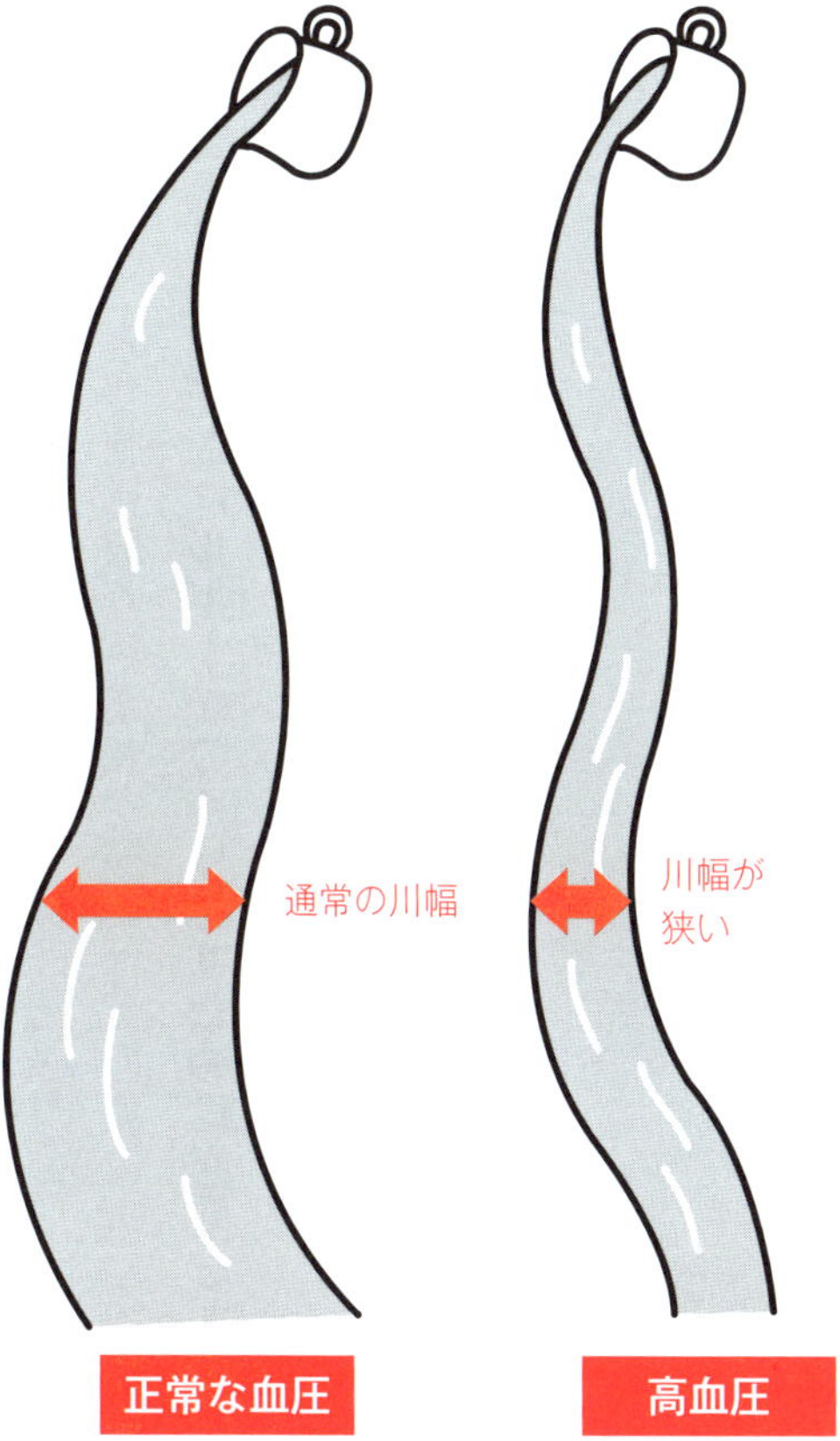
通常の川幅
川幅が
狭い
正常な血圧
高血圧

川の流れを血流にたとえると、川幅（血管）が細いときに流れ（血流）が速くなり、高血圧になります。

血液は、心臓から送り出され、全身の血管を通って体のすみずみにまで行き渡ります。血液が運ぶ大事なものとしてまず酸素があります。

私たちが呼吸することで肺に取り込まれた酸素は、血液によって体中の細胞に運ばれます。**酸素は細胞がエネルギーをつくり出すために必要なものであり、細胞が正常に機能するためには欠かせません。**

さらに、血液は酸素だけでなく、栄養素も運びます。私たちが食事から摂取した栄養素は、胃や腸で分解され、血液に取り込まれます。これらの栄養素もまた、血液を通じて全身の細胞に届けられています。

酸素や栄養素を届けるだけではありません。

血液は体内の二酸化炭素や老廃物を回収する役割も果たしています。酸素を取り込んだ細胞は、エネルギーをつくり出す過程で二酸化炭素を生じます。血液はこの二酸化炭素を回収し、再び肺に運んでくれるのです。

同様に、細胞が活動することで生じる老廃物も血液に回収され、腎臓や肝臓などの臓器で処理されます。

このように血液は、「酸素や栄養素を運び、二酸化炭素や老廃物を回収する」という重要な役割を果たしており、私たちの体が正常に機能するために不可欠なものです。

血流が滞ると、これらのプロセスがうまく行われなくなり、体の各部位が正常に働かなくなる可能性があります。

だからこそ、動脈硬化で動脈（の内腔）が細くなったときには、体はこれまで通りの血流を維持しようとして勢いを上げるのです。

血圧の「上」と「下」って？

血圧を測ると、数値が2種類出てきます。これがいわゆる血圧の「上」と「下」ということは皆さんご存知かと思います。ではこの上と下というのは何を意味しているのでしょうか？

心臓は、ドクンドクンと拍動するごとに収縮と弛緩を繰り返しています。**血圧の「上（収縮期血圧）」は心臓が血液を送り出すときの圧力を示し、「下（拡張期血圧）」は心臓がリラックスしているときの圧力を示します。**

日本における高血圧の基準は、日本高血圧学会が2019年に発表したガイドラインによって、**「診察室での血圧が収縮期血圧 140mmHg以上、かつ／または拡張期血圧90mmHg以上」**と定められています。

最高血圧と最低血圧

最高血圧

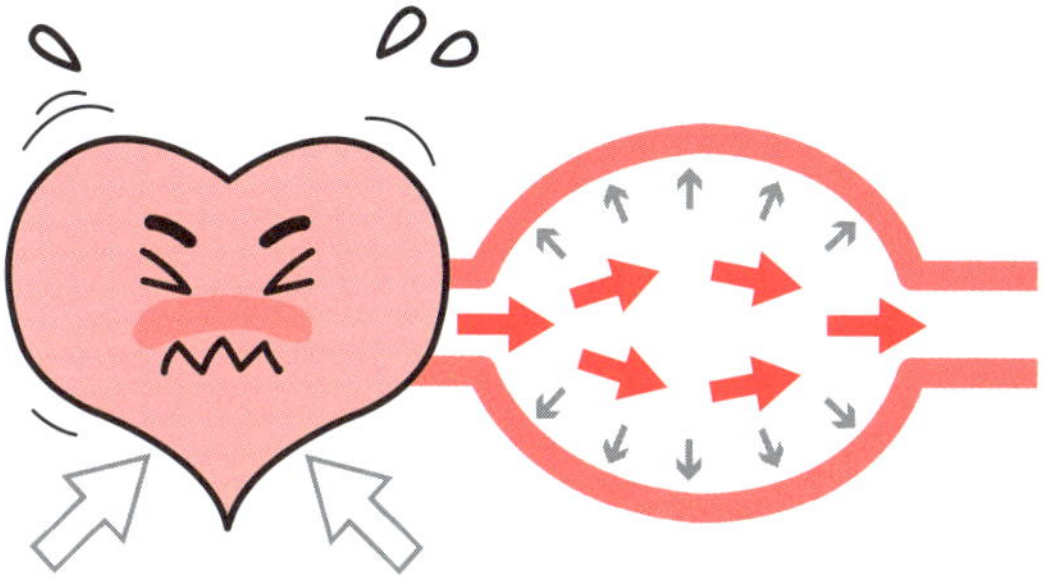

心臓が収縮して、血液が勢いよく動脈に流れるときの血圧

最低血圧

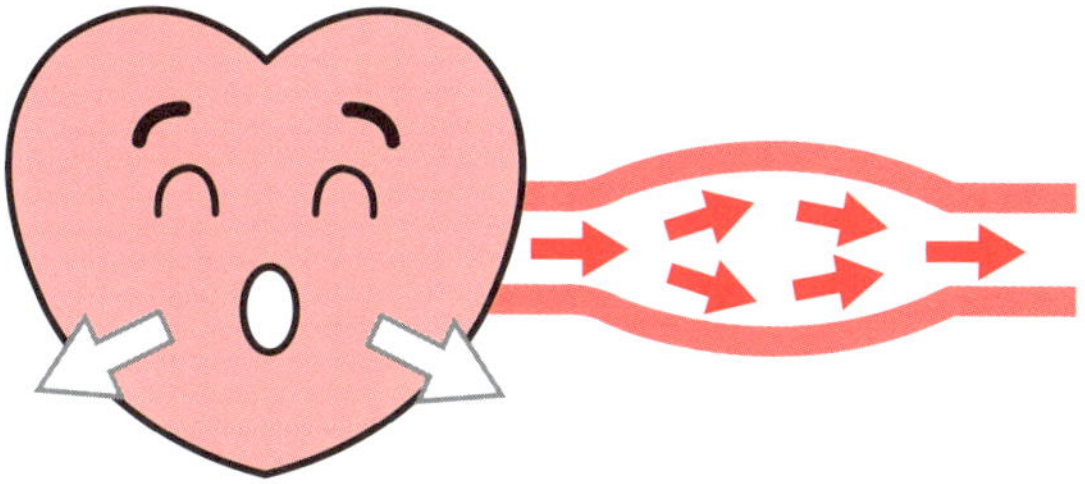

血液を送り出した後、心臓が拡張したときの血圧

医学用語では上の血圧を「収縮期血圧」、下の血圧を「拡張期血圧」と呼びます。

高血圧の原因となる生活習慣

高血圧の原因①　バランスの悪い食生活

「You are what you eat.」ということわざがあります。

これは「あなたはあなたの食べたものからつくられる」という意味です。

このことわざの通り、食事というのはすべて、体に何かしらの影響を与えるといっても過言ではありません。

「○○は高血圧に関係する」「△△は血圧と関係ない」と、はっきり分けることはできませんが、ここでは、とくに血圧に大きな影響を与える因子について解説していきます。

・塩分（ナトリウム）のとりすぎ

塩の成分は塩化ナトリウムです。ナトリウムには水分を引き寄せる性質があるため、塩分を多く摂取して**体内のナトリウム濃度が高くなると、体の中の水分量が増し、血液の量が増えます。**

血液量が増えると、血管内の圧力が増し、血圧が上昇します。この状態が長く続くと、動脈硬化が進み、やがて動脈が細くなってしまいます。

なお、日本高血圧学会のガイドラインでは、食塩摂取量として１日６g未満が推奨されています。

・カリウムの不足

カリウムにはナトリウムの排出を促進する働きがあります。**カリウムをとることで、体内の余分なナトリウムを汗や尿として排出することができるのです。**

カリウムが不足すると、体内のナトリウム濃度が高まりやすくなり、結果として血圧が上昇してしまいます。

カリウムは、里芋やほうれん草、果物などに多く含まれています（服用している薬によっては、カリウムを多く含む食品の摂取が禁止されているものもあるので注意してください）。

・食物繊維の不足

食物繊維は、腸内のナトリウム排出を助け、血圧を下げる効果があります。とくに海藻や熟した果物などに含まれる**水溶性食物繊維を摂取すると、小腸で余分な塩分を吸着し、便として排出することができます。**つまり、食物繊維が不足すると、ナトリウムの排出が低下し、血圧が上がりやすくなるのです。

また、近年のいくつかの研究で、高血圧をはじめとするいくつかの生活習慣病

食物繊維が多く含まれる食材

不溶性食物繊維

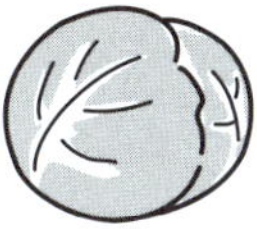

キャベツ

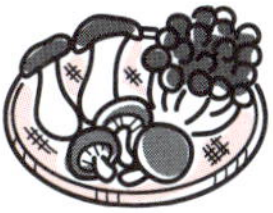

きのこ類

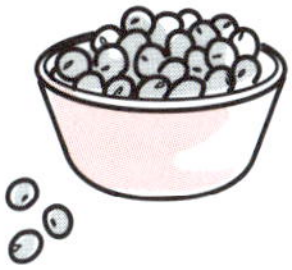

大豆

水溶性食物繊維

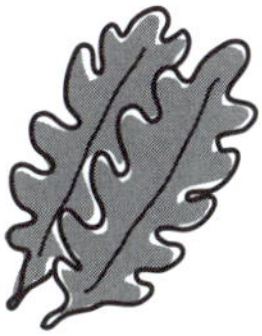

わかめ

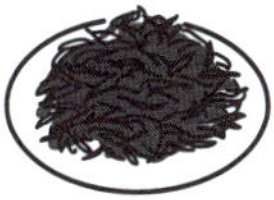

ひじき

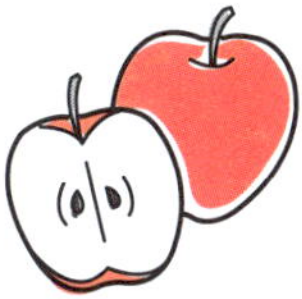

りんご

どちらも含まれる

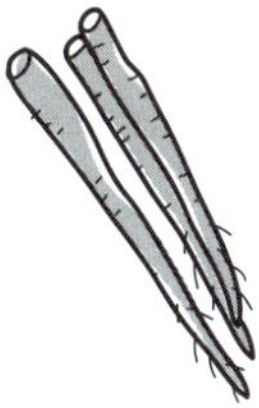

ごぼう

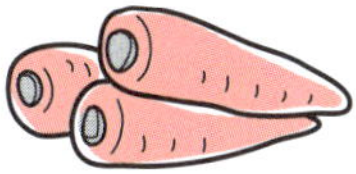

にんじん

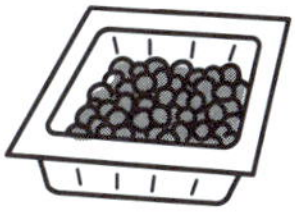

納豆

に腸内細菌が関係していることがわかってきました。腸内細菌のバランスを整えるという意味でも、食物繊維は非常に大切です。

・動物性脂肪のとりすぎ

油の成分である脂質は臓器を保護したり、体を冷えから防いだりといった大切な役目があり、私たちの健康には欠かせません。

しかし、脂身の多い肉や乳製品など、動物性脂肪に含まれる飽和脂肪酸をとりすぎると、血管の壁にプラーク（脂肪沈着物）がつくられやすくなります。このプラークは、動脈硬化を進行させ、血圧を上げる要因となります。

一方、植物や魚の油に含まれる不飽和脂肪酸はコレステロールを減らし、血液をサラサラにして動脈硬化を防いでくれます。日々の食生活に積極的に取り入れましょう。

食物繊維が多く含まれる食材

不飽和脂肪酸　**OK！**

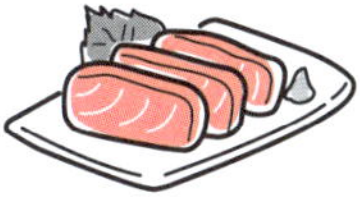
マグロ

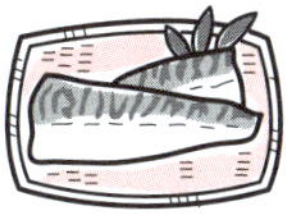
サバ

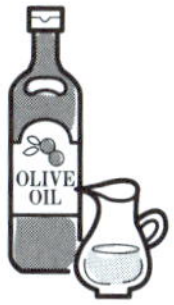

オリーブオイル

飽和脂肪酸　**NG！**

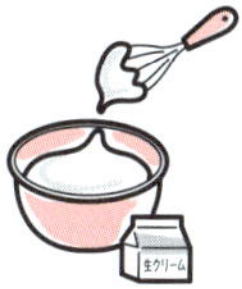

生クリーム

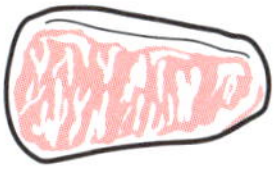
脂身の多い肉

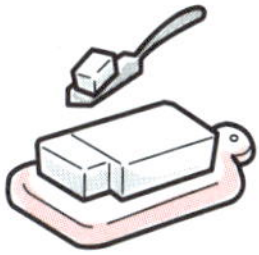
バター

飽和脂肪酸を減らすコツ

飽和脂肪酸はちょっとした工夫で減らすことが可能です。

・肉の脂身を取り除く

・バターの代わりにオリーブオイルを使う

・洋菓子より和菓子を選ぶ

など、毎日の食生活にとり入れてみましょう。

高血圧の原因②　肥満

肥満は高血圧の主要なリスク要因の一つです。肥満には「皮下脂肪型肥満」と「内臓脂肪型肥満」の２つのタイプがあります。

・皮下脂肪型肥満（洋ナシ体型）

とくに下腹部やおしり、太ももなど下半身に脂肪がついた肥満です。女性に多く、病気との関連性は比較的少ないとされています。

・内臓脂肪型肥満（リンゴ体型）

内臓の周りや腸間膜に脂肪がついた肥満です。隠れ肥満の人や、お腹だけがぽっこり出ている人はこちらのタイプが多く、比較的男性に多くみられます。

高血圧と関係があるのはこちらのタイプで、**「見た目はそうでもないのに体脂**

洋ナシ型肥満とリンゴ型肥満

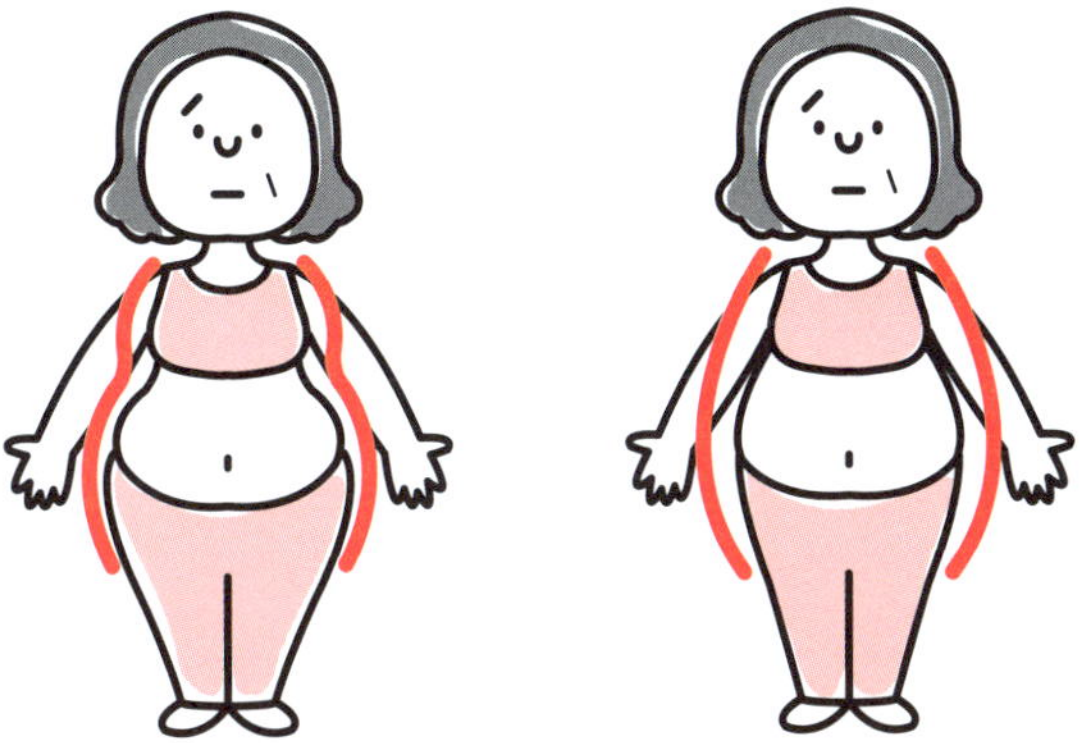

洋ナシ型肥満

下腹部やおしり、太ももなど下半身の皮膚の下に脂肪がつく

リンゴ型肥満

内臓の周りや腸間膜に脂肪がつく

加齢とともに「基礎代謝量」（安静時の消費エネルギー量）が減り、内臓脂肪がつきやすくなります。また、女性は、女性ホルモンの影響で皮下脂肪がつきやすいという傾向がありますが、閉経後は女性ホルモンの分泌が減るため、内臓脂肪がつきやすくなります。

肪率が高い人」や、「足は太くないのにお腹が出ている人」などは注意しなければなりません。

内臓脂肪が高血圧を引き起こすメカニズムはいくつかの説があるのですが、主にインスリンというホルモンの過剰分泌と関係があるようです。

インスリンは、血糖値を下げるホルモンですが、尿として排泄される前のナトリウムを、再び血中に取り込むという働きもあります。

もう少し詳しく解説すると、

❶脂肪細胞が多いとホルモンの働きが乱れ、インスリンの効きが悪くなる
❷インスリンの効きが悪くなると体はさらにインスリンを分泌しようとする
❸過剰に分泌されたインスリンにより体内にナトリウムが蓄積される
❹血圧が上がる

といったメカニズムです。

皮下脂肪型肥満の人もまったく無関係というわけではありません。脂肪によって全身の末梢血管が圧迫されて細くなり、血圧が上昇することもあるからです。

高血圧の原因③　運動不足

運動、とくにウォーキングやエアロビクス、自転車などの**有酸素運動は、高血圧の予防や改善に有効です。**

運動中は一時的に血圧が上がりますが、運動を続けると筋肉にたくさんの酸素や栄養を届けようとして動脈が広がるので、血圧は下がります。

さらに、このサイクルを継続すると、動脈の弾力性を保つことができます。

運動習慣のない人は、それだけ高血圧のリスクが高いということがわかるでしょう。

高血圧の原因④飲酒

飲酒と高血圧の直接的な因果関係は、はっきりとはわかっていませんが、コルチゾールというホルモンが関係しているのではないかといわれています。

コルチゾールは「ストレスホルモン」とも呼ばれ、血圧を上昇させる働きがあります。このコルチゾールが、多量のアルコールによって増えるため、過度の飲酒が血圧を上昇させるというわけです。

飲酒と高血圧の関係については、「お酒を飲むと塩辛いおつまみが食べたくなるので塩分の取りすぎで血圧が上がる」「アルコールは内臓脂肪を蓄積させるので高血圧を招く」など、さまざまなことがいわれています。

高血圧の原因⑤ 喫煙

タバコを購入すると、パッケージに「あなたの健康を損なうおそれがありますので吸いすぎに注意しましょう」という文言が書かれています。

タバコが健康によくないことは、疑いようのない事実です。

タバコを吸うと、タバコの煙に含まれるニコチンという物質が体に入ります。ニコチンには血管（動脈）を収縮させる作用があるため、**タバコを吸った人の動脈は「川の幅が狭くなる」状態となり、血圧が上がってしまうのです。**

さらに、喫煙によって血液中の酸素の量が減るため、心臓は、「もっと多くの酸素を送らなければ！」と、より多く血液を送り出そうとします。これも血圧を上げる原因になります。

また、タバコの中には、ほかにもたくさんの有害物質が含まれており、これらが動脈を傷つけます。傷ついた動脈は硬くなりやすく、弾力性が失われます。これが動脈硬化です。動脈硬化が進むと血液の流れがさらに悪くなり、血圧が高くなります。

つまり、タバコを吸うことは、血管を狭くし、心臓に負担をかけ、動脈を傷つけることになり、これらが高血圧を引き起こす原因となるのです。

高血圧の原因 ⑥ ストレス

私たちの体は、さまざまな要因（↓P45）からストレスを感じると、以下のような変化が起き、高血圧を招くことになります。

・心臓の拍動が速くなる

「ストレスで心臓がバクバクする」という経験のある人も多いと思います。

ストレスを感じた体は、心臓を刺激して拍動を速くし、血液をより多く送り出すようにします。この結果、血圧が上がります。

・動脈が収縮する

ストレスは血管（動脈）を収縮させるため、血液が流れる道が狭くなります。血液は狭くなった動脈を通らなければならないため、血圧は高くなります。

・ホルモンの分泌

ストレスを感じると、アドレナリンやノルアドレナリンというホルモンが分泌されます。これらのホルモンは心臓を刺激し、動脈を収縮させるため、血圧を上げる原因となります。

・コルチゾールの増加

長期的なストレスは、コルチゾールというホルモンの分泌も増加させます。「飲酒」の項目でも解説した通り、コルチゾールは血圧を上げる作用があるため、強いストレスにさらされ続けると慢性的な高血圧になる可能性があります。

ストレスによって体がこのような反応を起こすのは「自律神経」が大きく関係しているのですが、こちらについては第2章で詳しく解説します。

ストレスの原因となるもの

内的ストレッサー

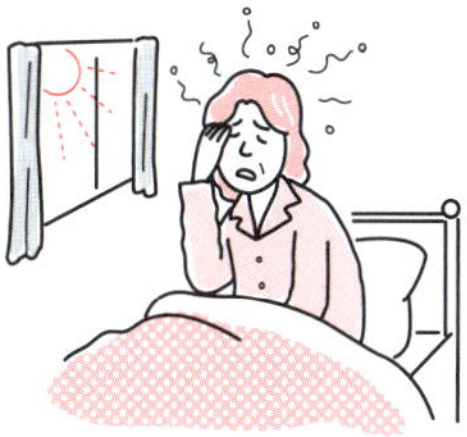

個人の状態や身体にまつわる変化を要因とするもの

身体的要因

睡眠不足や病気、疲労など

心理的要因

不安や悩み、怒り、恐怖、悲しみなど

外的ストレッサー

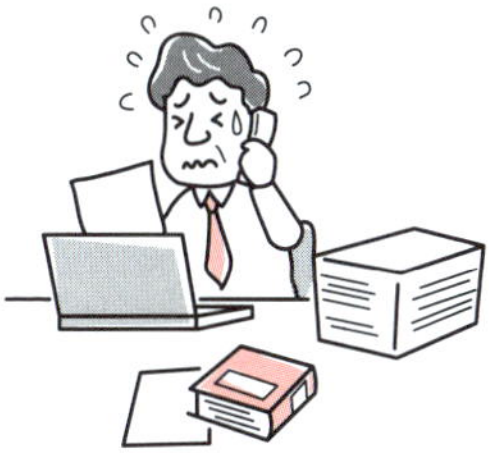

外部の環境や社会環境を要因とするもの

社会的要因

人間関係、仕事、引越し、経済状況の変化など

環境的要因

天候や騒音、においなど

ストレスは外部からの刺激などによって起こる体や心の反応のこと。個人の性格や、ストレス耐性、置かれている状況などによって、反応は異なります。

高血圧はなぜいけないの？

高血圧が招く病気

そもそもなぜ高血圧ではいけないのでしょうか？

まず、高血圧とは血液が動脈の壁に強い力で押しつけられる状態です。これが続くと、動脈が傷つき、動脈の内側が硬くなります。

冒頭から何度も出てきている動脈硬化の状態です。

動脈硬化は高血圧の原因でもありますが、高血圧もまた、動脈硬化を助長させるのです。いわゆる悪循環です。

これにより、例えば以下の病気のリスクがアップします。

・脳梗塞

動脈硬化が脳の動脈で起こると、血液がスムーズに流れなくなります。これが続くと、動脈が詰まることがあり、詰まった動脈の先に血液が届かなくなります。これが脳梗塞です。脳梗塞になると、片側の手や足に麻痺が出たり、言語障害や失語症となったりなど、さまざまな症状が出ます。早急に治療ができなかった場合、後遺症が残るケースも少なくありません。

・心筋梗塞

脳梗塞と同じようなメカニズムで、動脈硬化が心臓の血管で起こると、心臓に十分な血液が届かなくなります。これが続くと、心臓の筋肉がダメージを受け、心筋梗塞になります。心筋梗塞は、突然の強い胸の痛みや息切れを引き起こし、命にかかわることもあります。

・腎不全

腎臓の動脈が動脈硬化を起こすと、腎臓に十分な血液が流れなくなります。これにより、腎臓が正常に働かなくなり、老廃物をうまく処理できなくなります。この状態が腎不全です。腎不全になると人工透析が必要になる場合もあります。

・下肢動脈閉塞

足の血管が動脈硬化で詰まると、足に十分な血液が届かなくなります。これを下肢動脈閉塞と呼びます。この状態になると、足が冷たくなったり、痛みが出たりするだけでなく、最悪の場合、下肢切断が必要になることもあります。

動脈硬化は自覚症状がなく、知らないうちに病態が進行していることも珍しくありません。血圧は病気を知るバロメーターにもなるのです。

動脈硬化が引き起こす病気

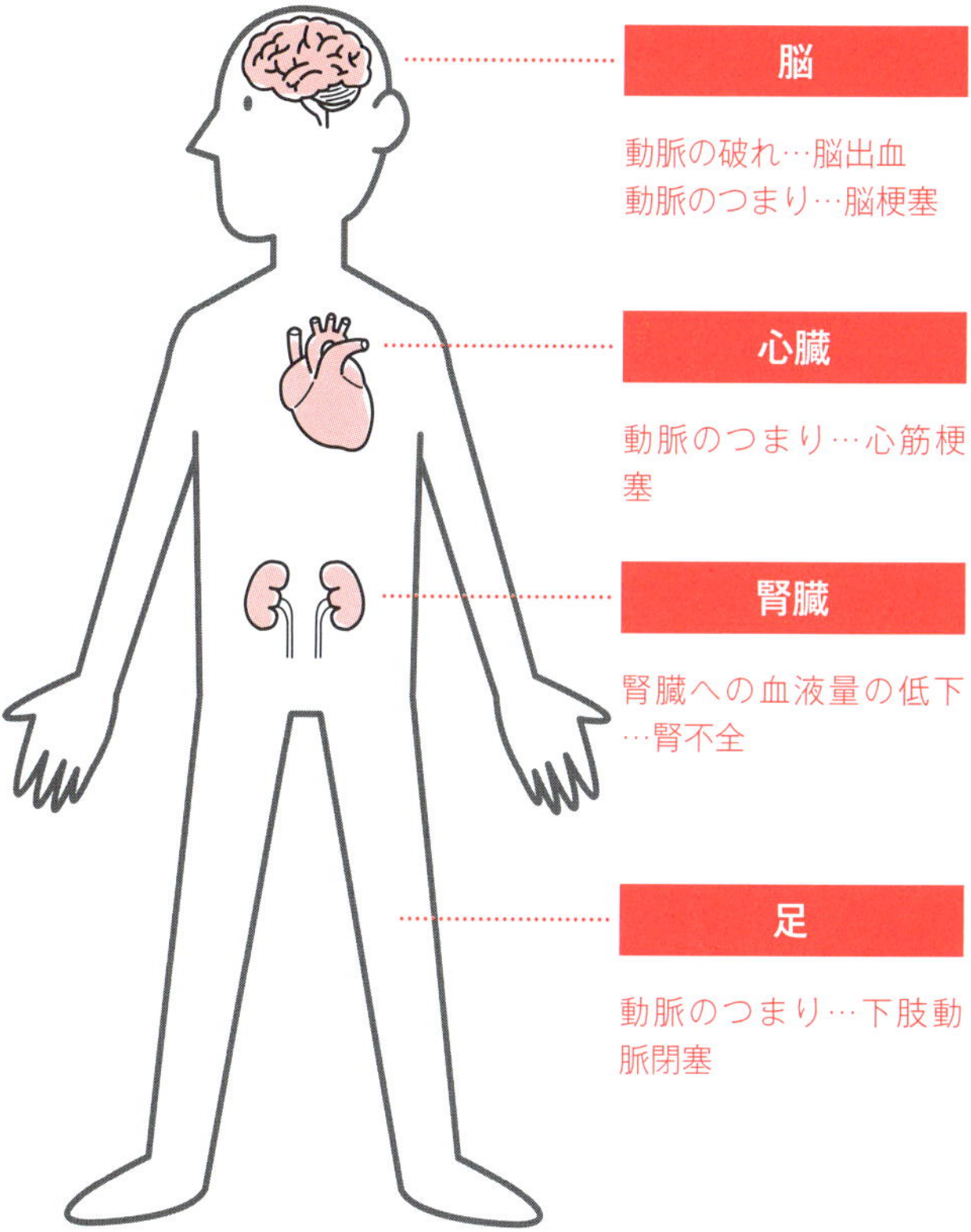
脳
動脈の破れ…脳出血
動脈のつまり…脳梗塞
心臓
動脈のつまり…心筋梗塞
腎臓
腎臓への血液量の低下…腎不全
足
動脈のつまり…下肢動脈閉塞

ほかにも、強い圧力が動脈にかかると、動脈が破れて眼底出血を引き起こしたり、動脈が膨らんで動脈瘤というコブができたりすることもあります。

予防すべきは動脈硬化

硬くなった血管は内側が狭くなっている

P25で、血流を川の流れにたとえて説明しました。繰り返しになりますが、本態性高血圧の主な原因として動脈硬化があります。動脈硬化とは血管が硬くなって弾力性が失われた状態ですが、動脈硬化を起こした血管は内側が狭くなっています。

これは、血管の内側にプラーク（コレステロールが蓄積されてできたコブ状のもの）ができて、血液の通り道をふさいでいるからです。

ここで一つ問題です。

「川の幅（血管の内腔）が狭くなったのに、これまで通りの水量（血流量）を維持しなければならない場合、どうしたらよいでしょうか？」

答えは**「勢いよく水を流す」**です。

動脈硬化になって狭くなった血管でも、血液を必死に全身に届けようとした結果として、**「血液を勢いよく流す」＝「血圧が高くなる」ということも多くあるのです。**

高血圧＝悪者のようなイメージがあるかもしれませんが、予防すべきは動脈硬化であって高血圧ではありません。

血管をリラックスさせれば血圧は正常になる

私は、動脈硬化を予防することで高血圧を防ぐことは推奨しますが、細くなった血管の血流を維持しようとして上がっている血圧を無理に下げようとするのは反対です。

ただでさえ血管が細くなっているところに、血液の流れる勢いまで落としてしまったら、血流を維持できなくなる可能性があるからです。

単純に「血圧を下げる＝健康になる」というわけではないのです。

「えっ？　じゃあ、高血圧ってどうすればいいの？」

「血圧が高いって言われたけど、そのままでいいの？」

と思った方もいるかもしれません。

そうではなく、この本を通じて私がいう「血圧を下げる」というのは、**「スト**

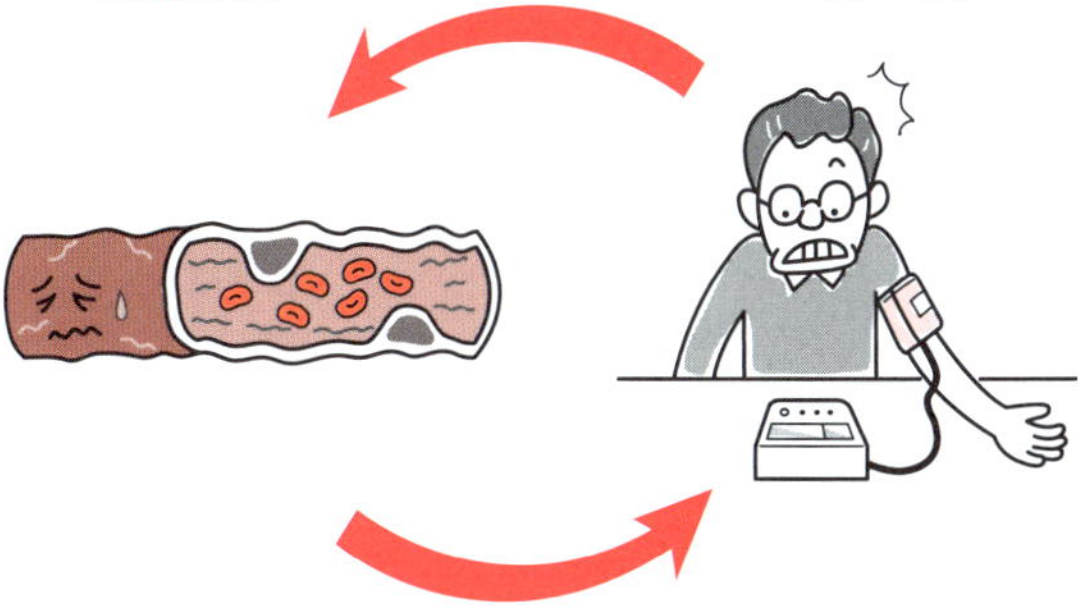

動脈硬化は高血圧の原因であり、高血圧もまた、動脈硬化を助長させる原因。薬で無理に血圧を下げるより、血管を正常な状態にすることが高血圧の根本的な解決につながります。

レスなどで収縮した分の血管をリラックスさせて、本来の血圧に戻す」という意味合いであることを知っておいていただけたらと思います。

「自分はそこまでストレスを感じていないから関係ない」

と思った方も、現代社会では気がつかないうちに、心身ともにストレスがかかっているケースが非常に多いので、ぜひ次の章以降も読んでみてください。

病院で血圧を測ると高くなりやすい

日本における高血圧の基準は、Ｐ28で述べた通り、**「収縮期血圧１４０㎜Hg以上、かつ／または拡張期血圧90㎜Hg以上」**と定められています。

しかし、あくまでこれは「診察室血圧」と呼ばれるものの数値です。ガイドラインでは、診察室血圧とは別に**「家庭内血圧」の基準が定められていて、この数値は診察室血圧よりも少し低めの数値になっています。**

このことからも、病院で測ると緊張やストレスで血圧が上がってしまうというのが気のせいではないことがわかると思います。

家庭内血圧は、その人の血圧の実態をより正確に反映すると考えられていて、

高血圧の目安

高血圧	収縮期血圧（上の血圧）		拡張期血圧（下の血圧）
診察室血圧	140mmHg以上	かつ/または	90mmHg以上
家庭内血圧	135mmHg以上	かつ/または	85mmHg以上

正常血圧

診察室血圧	120mmHg未満	かつ	80mmHg未満
家庭内血圧	115mmHg未満	かつ	75mmHg未満

正常血圧と高血圧の間はグレーゾーンとなり、将来的に高血圧になる可能性があります。

ガイドラインでも、その重要性が強調されています。

ガイドラインには他にも、正常血圧と高血圧の間のグレーゾーンとして「正常高値血圧」や「高値血圧」が定められていたり、高血圧もⅠ度～Ⅲ度に分けられていたり、「上」の血圧だけが高い「（孤立性）収縮期高血圧」などがあったり、やや複雑でわかりにくいかもしれません。

血圧を測るときのポイント

column 1

皆さんに覚えていただきたいのは、「自宅で血圧を測って、上が135㎜Hg以上だったら注意」ということです。

病院で血圧を測って、高ければとにかく薬を飲むべき、という先生もいらっしゃるようですが、そこまでして数値を下げるのが必要という考え方には、私は疑問を持っています。

病院で「血圧が高い」と言われても、焦って降圧薬を飲もうとせず、まずはしばらく様子を見てもよいと思っています。

そして日常生活の中でこまめに血圧を測ってみましょう。たいていの場合、病院で測った数値よりも低くなっているはずです。

最近は家庭内血圧の重要性が見直されており、測定回数も1回きりでなく「原則2回測定し、その平均をとる」ことが重要だといわれています。

血圧を測るタイミング

リラックスしてから測る

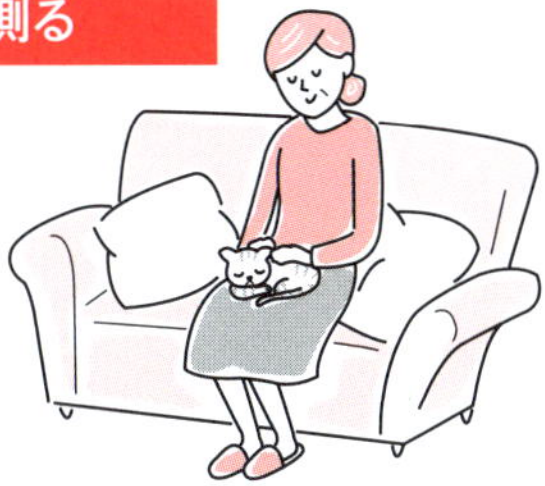

バタバタした状態では正しい血圧を測ることができません。血圧を測る前にはリラックスして深呼吸をしましょう。

トイレに行ってから測る

排尿後・排便後は血圧が下がるため、トイレに行ってから数分後に血圧を測りましょう。反対に、食後は血圧が上がるため、食事の前が◎。

暑すぎない､寒すぎない部屋で測る

部屋の温度によっても血圧は変化します。20℃前後の快適な室温の環境で測りましょう。

毎日同じタイミングで測る

毎日朝と夜（就寝前）の２回、同じタイミングで測る習慣をつけることで、正しい値を把握しやすくなります。

朝起きたとき、自宅でリラックスしているとき、軽い運動をしたとき……いろいろなシチュエーションで自分の血圧がどのように変化しているのか見るのも大切です。

正しい血圧の測り方

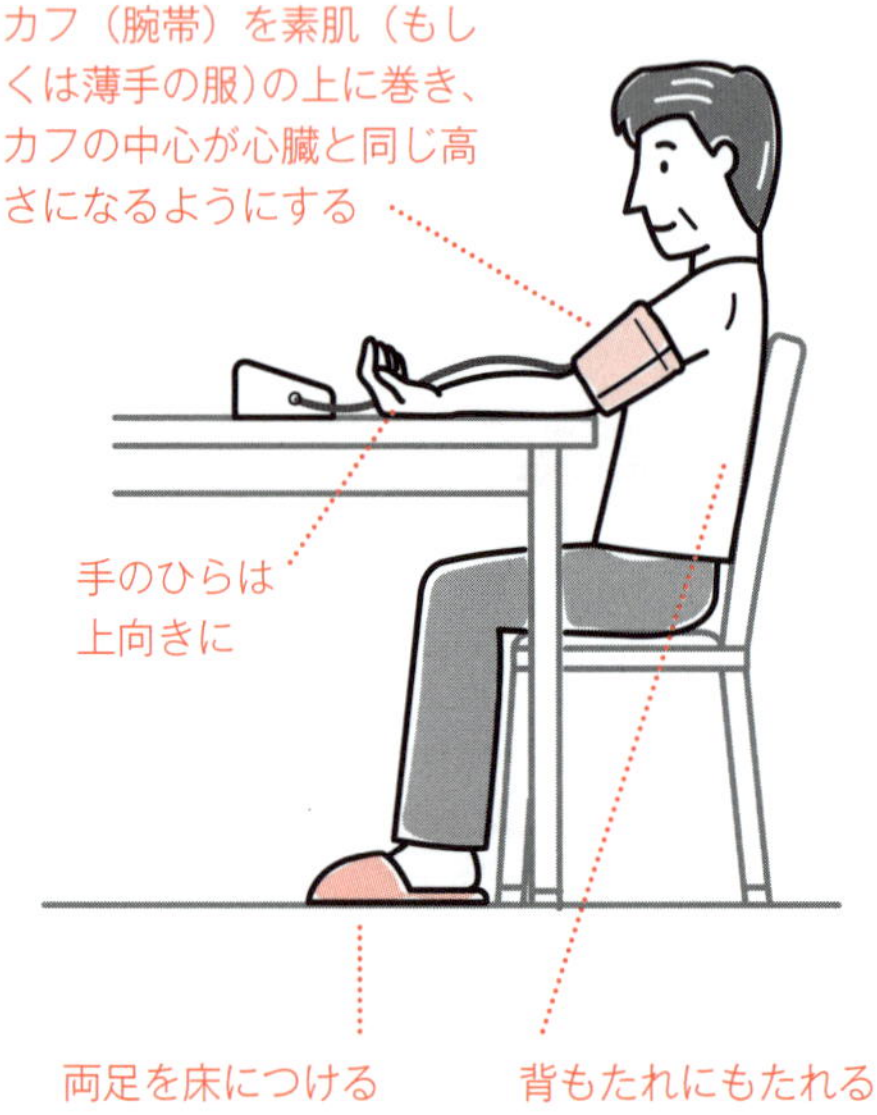
カフ（腕帯）を素肌（もしくは薄手の服）の上に巻き、カフの中心が心臓と同じ高さになるようにする
手のひらは上向きに
両足を床につける
背もたれにもたれる

測定中に会話をしたり、体を動かしたりすると正確な血圧を測ることができません。測定中は会話せず、静かな状態を保ちましょう。

第 2 章

自律神経が
血圧を
コントロールする

血圧をコントロールしているのは自律神経

自律神経って何？

私たちの血圧は一定ではなく、1日の中でも上がったり、下がったりしています。また、緊張した状態では血圧が急に上がるということもあります。

なぜこのようなことが起こるのでしょうか。

それは**「自律神経」が24時間私たちの血圧をコントロールしているからです。**

自律神経は、血圧以外にも、心拍や呼吸、消化や体温調節など、私たちの意思とは関係なく自動的に行われる身体活動を調整する神経系です。

自律神経は環境の変化に合わせて体を調整しながら、体を最適な状態に保つために常に働いています。

ちなみに、私が大学で研究をしている頃は、先輩たちから「研究テーマを選ぶなら、自律神経にだけは手を出すな」と何度も言われました。「研究してもはっきりしたことは解明できない」というのがその理由でした。

自律神経は、それだけよくわからない動きをする神経だということです。

しかし、あくまでそれは何十年も前の話です。今は研究も進み、自律神経のしくみについて詳しいことが少しずつわかってきました。

ここではまず「自律神経とは？」について解説したいと思います。

自律神経とは、脳から体の器官に情報を伝える「神経系」というシステムの一つです。

神経系は脳や脊髄などの「中枢神経」と、そこから枝分かれして体のさまざまな組織につながる「末梢神経」の2つに分けられます。末梢神経はさらに「体性神経」と「自律神経」に分けられます。

体性神経のうち知覚神経は、「熱い」「冷たい」などを脳に伝える神経です。運動神経は、脳が指令を出して、手や足などの筋肉を動かすための神経です。これらの神経は自分の意思でコントロールすることができます。

一方、自律神経は脳が命令しなくても必要に応じて勝手に働く神経です。私たちの心臓は私たちが眠っていても勝手に動いていますよね。これは自律神経が働いてくれているおかげなのです。

また、朝がくると目が覚めて、夜になると眠くなる「睡眠のリズム」や、排泄

自律神経は「末梢神経」の一部

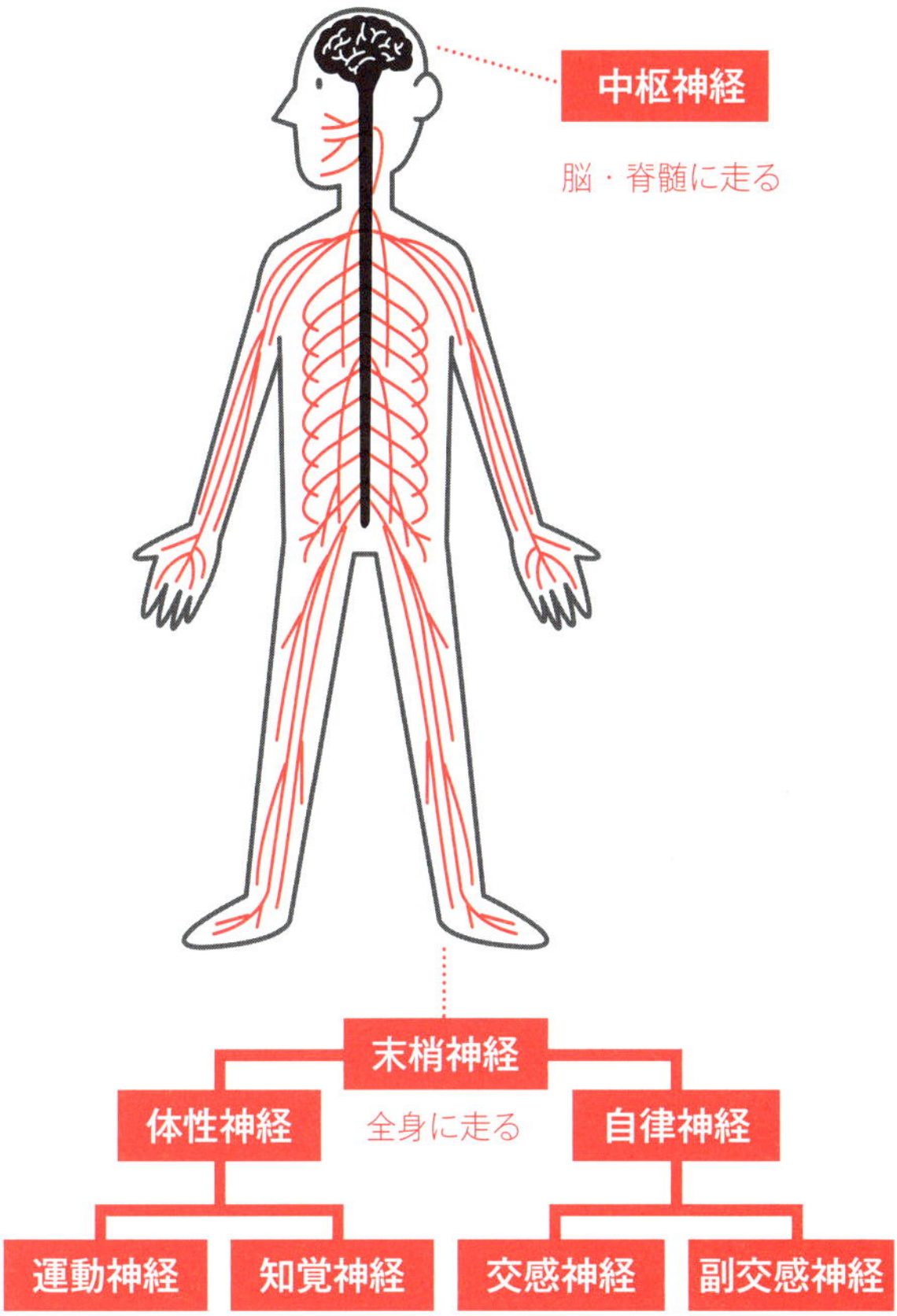

神経は、外部からの刺激を体の各部分へ情報を伝達する道のようなもの。刺激に応じて内臓や組織の機能を調整する役割もあります。

物がたまると便意や尿意を感じてトイレに行きたくなる「排泄のリズム」など、体のリズムについても、すべて自律神経が関係しています。

さらに**自律神経は、不安や安心、悲しみや喜びといった感情にも深く関わっています。**

不安なときに体が冷えて震えるような感じがしたり、心配ごとのせいで食欲がなくなったりした経験のある方も多いのではないでしょうか。

こうした体の反応も、自律神経が関係しているのです。

自律神経には「交感神経」と「副交感神経」がある

自律神経は「交感神経」と「副交感神経」の2つに分かれています。**車でたとえるなら交感神経はアクセル、副交感神経はブレーキといえるでしょう。**体をアクティブにするのが交感神経、体をリラックスさせるのが副交感神経で、1日の中で必ずどちらかが優位になるという特徴があります。

車がアクセルだけでは暴走し、ブレーキだけではまったく進まないのと同じで、**自律神経もどちらか一方だけが優位になり続けている状態は健康とはいえません。**適切なタイミングで交感神経と副交感神経が切り替わることが大切です。

・交感神経

朝から日中にかけて優位になる交感神経は、体を活動的にし、ストレスに対処する役割を担います。これは「戦うか逃げるか(Fight or Flight)」反応とも呼ばれ、危機的状況に対して体を準備します。

交感神経が優位になると、動脈が収縮し、心拍数も血圧も上がります。集中力も高まるので、何事にもアグレッシブに取り組むことができます。

・副交感神経

一方、夕方から夜間に優位になる副交感神経は、体をリラックスさせて、休息や消化を促進する役割を持ちます。これは「休息と消化（Rest and Digest）」反応とも呼ばれ、疲れた体を回復させます。

副交感神経が優位になると、血管（動脈）がゆるみ、心拍数や血圧も下がります。交感神経と副交感神経の切り替えがスムーズに行われると快眠が促され、身体を休めることができますが、日中も副交感神経が優位のままだと、常にだるさを感じてやる気が出なかったりします。

このように**まったく違う役割を持つ交感神経と副交感神経が、どちらかに偏らず、バランスよく働いているときが「自律神経が整っている」状態です。**

交感神経と副交感神経の働き

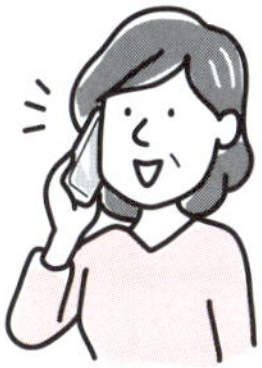

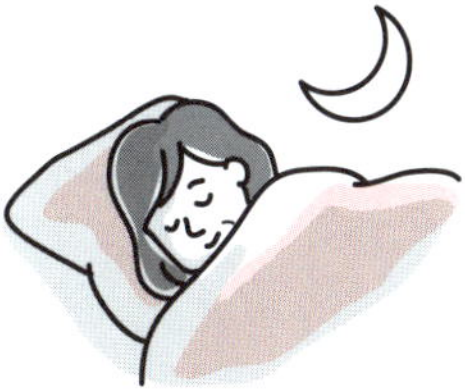

日中優位になる 交感神経		夜間優位になる 副交感神経
興奮	脳	リラックス
上昇	体温	低下
増加	心拍	減少
上昇	血圧	下降
浅い、速い	呼吸	深い、ゆっくり
緊張	筋肉	弛緩
動きが抑えられる	胃腸	活発に動く
弛緩	膀胱	収縮（排尿を促進）
収縮	動脈	拡張

交感神経と副交感神経は1日の中で変化する

自律神経には、朝と夜とで働きが変わる「日内変動」、季節によって働きが変わる「年内変動」、加齢などに伴い働きが変わっていく「生涯変動」など、さまざまな変動があるといわれています。

天気の悪い日に気分がふさぎ、体がだるくなったり、季節の変わり目に体調を崩しやすくなるのも、気圧や気温などの影響で自律神経の切り替えがうまくできなくなるのが原因の一つだと考えられます。

1日の理想的な自律神経のリズムは、左の図のように交感神経と副交感神経がどちらも高いレベルでバランスよく保たれていること。仕事など活動をする日中は交感神経優位になり、睡眠へと向かう夕方から夜にかけては副交感神経優位になります。

交感神経と副交感神経の働き

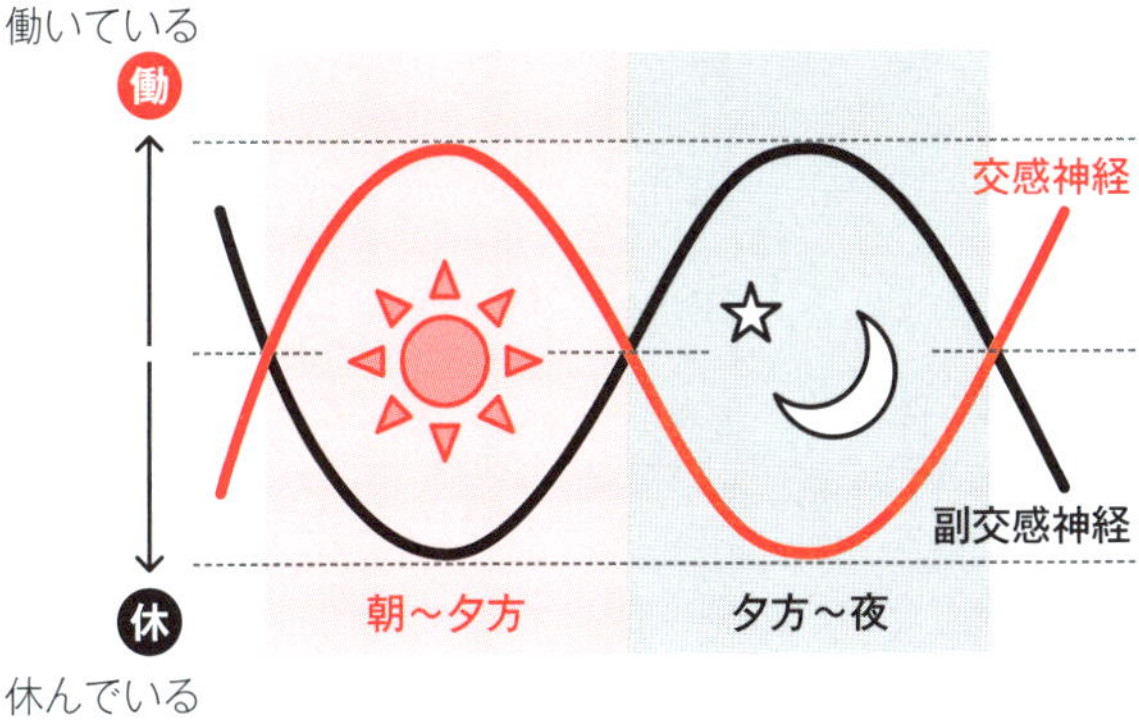

交感神経と副交感神経のどちらもがしっかり働き、スムーズに切り替わるのが理想です。

このような規則正しいリズムを繰り返していれば、私たちは心身ともに健康的に生活することができます。

しかし最近では、**強いストレスの影響で昼間に交感神経が働きすぎている人や、交感神経・副交感神経のどちらの働きも弱くなっている人が増えています。**交感神経の働きが過度になると、副交感神経の働きが抑えられてしまうため、睡眠の質が下がり、さまざまな不調を招く原因になります。

現代人は自律神経が乱れやすい

自律神経が乱れるとさまざまな不調が起きる

「自律神経失調症」という言葉を聞いたことのある人も多いでしょう。これは自律神経がうまく働かなくなり、さまざまな症状が出ることを表しています。

自律神経失調症の症状は左に挙げたもの以外にも、「動悸・不整脈」「息切れ・呼吸困難」「めまい・ふらつき」「冷え・ほてり」「発汗異常」「しびれ・痛み」「胃腸の不調」といった体の不調から、「不安感・パニック発作」「イライラ・不安定な気分」といった精神的な症状までさまざまです。

それに、「更年期障害」「生理不順」「生理痛」「月経前症候群（ＰＭＳ）」など

自律神経失調症のおもな症状

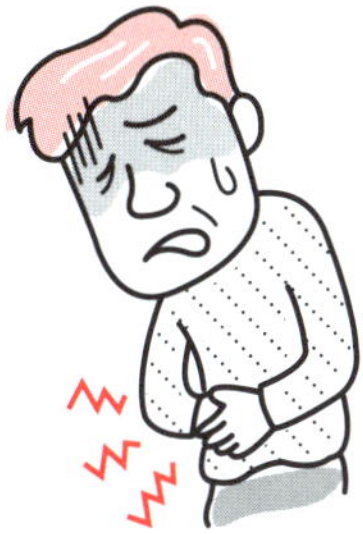

腹痛・便秘

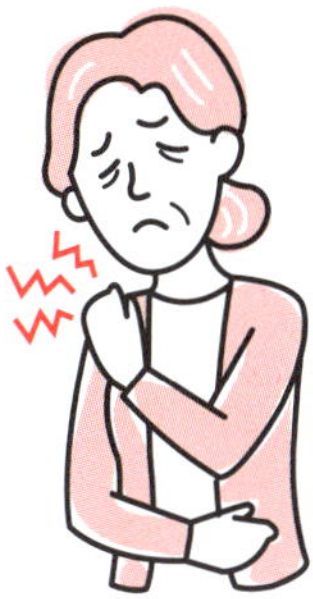

肩こり・筋肉痛
背中の痛み

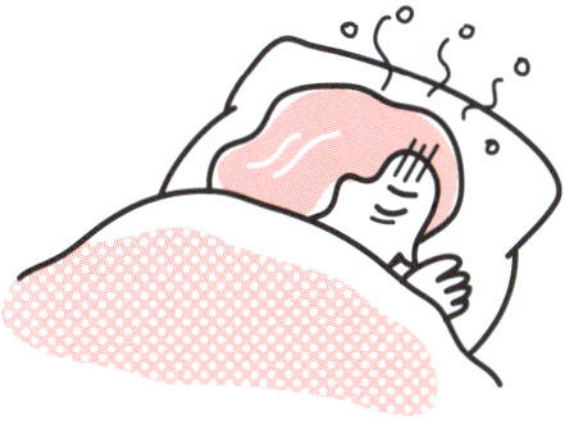

倦怠感

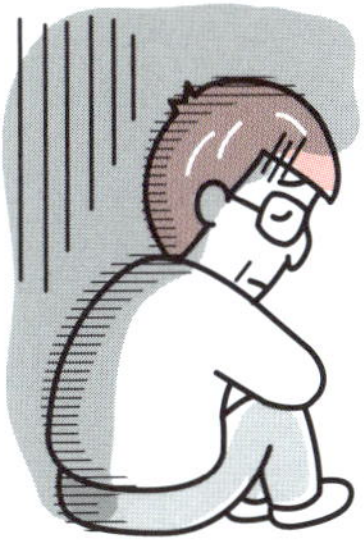

気分の落ち込み

の婦人科系の症状も自律神経の乱れが原因となっていることがあります。
また、「肌荒れ」や「乾燥肌」「抜け毛」「円形脱毛」なども自律神経の乱れが原因で起こることがわかっています。

自律神経失調症の症状は、その人の弱い部分にあらわれるといわれていて、例えば体質的にお腹が弱い人は便秘や下痢などになったり、もともと眠りが浅い人には、寝つきの悪さや夜中に何度も目が覚める、といった症状が起きます。

自律神経の働きは体を病気から守る免疫力とも密接に関係していることがわかっています。**「体調を崩しやすい」「風邪をひきやすい」という人は、自律神経の乱れが原因かもしれません。**

ダルい、起きられない……原因は自律神経かも⁉

先ほど自律神経失調症の症状として挙げたものには当てはまらなくても、

「気のせいかもしれないけど、体がだるい」とか、

「年齢のせいかもしれないけど、朝起きられない」

「最近なんだか食欲がない」

など、病院に行くほどでもない「ちょっとした不調」を感じている方も多いのではないでしょうか。これらの原因も、自律神経の異常が原因かもしれません。

「歳のせいかな」「食べすぎたかな」などと思われがちな倦怠感やだるさ、といった「おもダル不調」が、実は自律神経の乱れによるものであったということは、意外と多いのです（もちろん、病気が隠れている場合もありますので、不調が続く方は医療機関に相談しましょう）。

自律神経が乱れる原因

では、なぜ自律神経のバランスは乱れてしまうのでしょうか。

通常、交感神経と副交感神経は、ある程度、バランスを保ちながら体をコントロールしています。

しかし、**想定外のストレスを受けると、途端にこの2つの神経のバランスが崩れてしまいます**。

「そんなにショックなことがあったかな」

と思うかもしれませんが、自律神経が乱れるのは、強いストレスを受けたときだけとは限りません。

P45の図のように、ストレスを引き起こすものは身体的要因や環境的要因などさまざまですが、たとえ弱いストレスでも、長期間続いたり回数が重なったりす

自律神経を乱す生活習慣

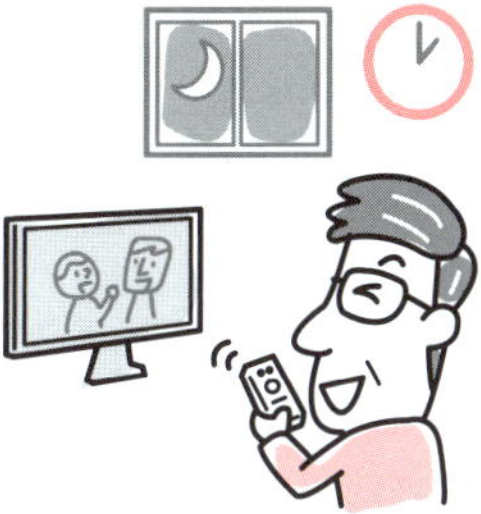

不規則な生活

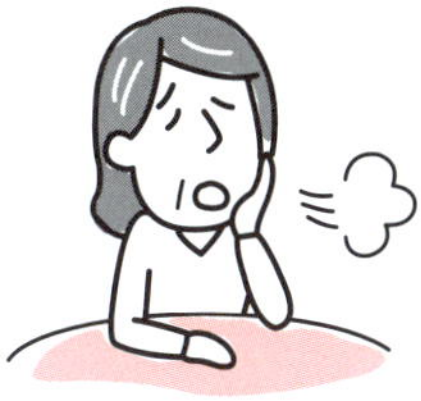

ストレス・緊張

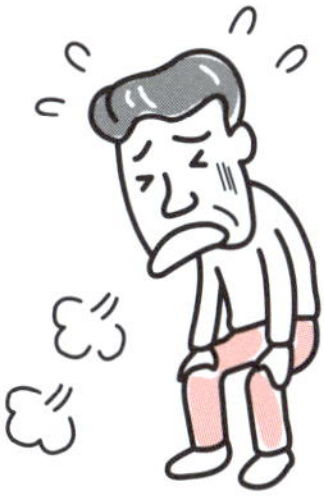

運動不足

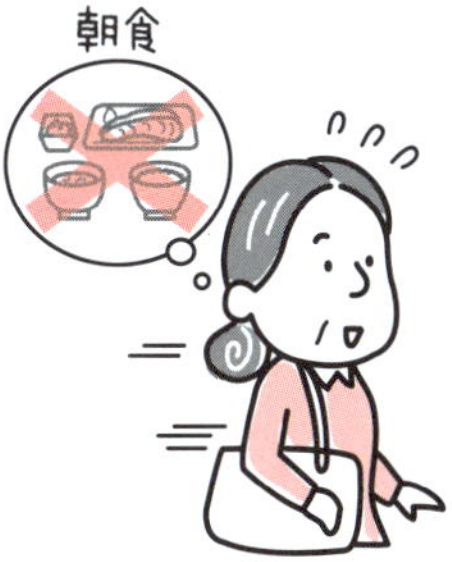

食生活の乱れ

ると、交感神経が過剰に働くため、自律神経のバランスを崩してしまうのです。

また**不規則な生活習慣も自律神経を乱す要因。**

起きる時間や寝る時間が不規則だと体内時計が狂い、交感神経と副交感神経の切り替えがうまくできなくなってしまうのです。

「自律神経のバランスを整える」というと、何か特別なことをしなくてはいけないと考えた人もいるかもしれませんが、実は基本的な生活習慣を見直すことが最も近道かつ、効果的な方法なのです。

現代人は交感神経優位になりがち

ストレスや不規則な生活のせいで、現代人は交感神経が優位になりやすい傾向にあります。

例えば、ちょっとした時間があればすぐにスマートフオンを取り出し、新しい情報がないかチェックしたり、ゲームをしたりする人も多いでしょう。

しかし、そのような状況では脳に刺激が与えられ続け、リラックスできません。

それだけでなく、スマートフォンの画面から出るブルーライトの強い光は、体内時計を乱し、睡眠ホルモンといわれる「メラトニン」の分泌を抑制させるといわれています。

そのため、寝る前にスマートフォンを見ていると、睡眠の質が低下し、

「なかなか眠れない」

「一度寝てもすぐに目覚めてしまう」

「朝スッキリ起きられない」

という状態を引き起こしてしまうのです。

座ったまま、体を動かす機会がない人も要注意。

第3章、第4章で詳しく説明しますが、運動不足により血行が悪くなると自律神経のバランスが乱れやすくなるほか、睡眠の質が下がったり、ストレスがたまりやすくなるのです。

このように**私たちの生活は知らず知らずのうちに交感神経が優位になりやすい状態になっています。**そのため、意識的にリラックスする時間をつくり、副交感神経を優位にする必要があるのです。

更年期には自律神経が乱れやすい

女性の閉経前後10年間を更年期といいますが、**この時期に起こるさまざまな不調も自律神経が大きく影響しています。**

更年期に差し掛かると、卵巣の働きが低下し、女性ホルモンの分泌が低下して

交感神経と副交感神経の働き

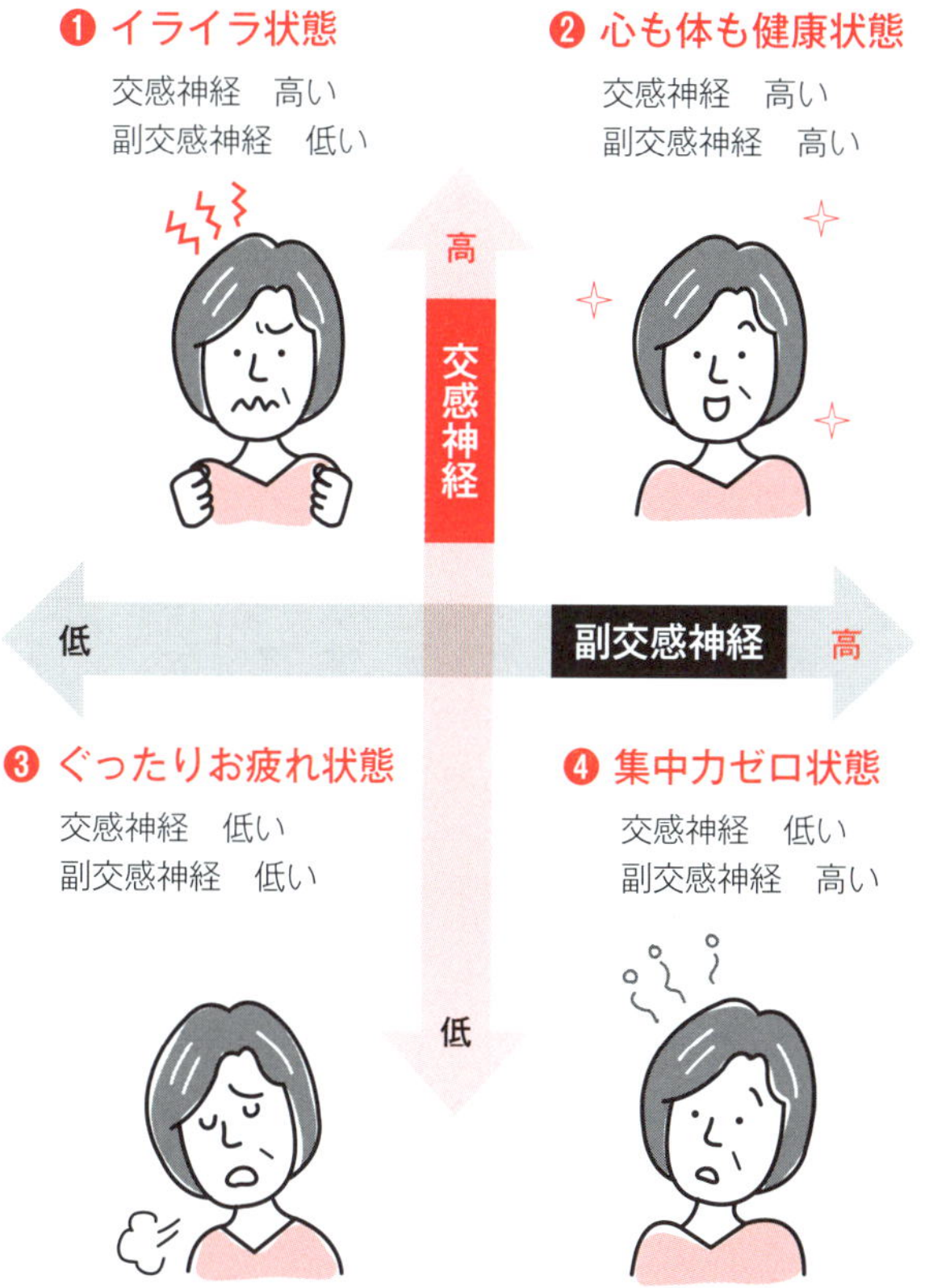
❶ イライラ状態
交感神経　高い
副交感神経　低い
❷ 心も体も健康状態
交感神経　高い
副交感神経　高い
高
交感神経
低
副交感神経
高
❸ ぐったりお疲れ状態
交感神経　低い
副交感神経　低い
❹ 集中力ゼロ状態
交感神経　低い
副交感神経　高い
低

現代人に多いのはアクセルばかりが働いている❶のタイプ。また、長期間ストレスが多いと、❸の状態になりなかなか疲れがとれません。❹は交感神経のスイッチが入らないのでやる気が出ず、集中力も低下します。

いきます。このホルモンバランスの乱れが、自律神経の乱れを招くのです。

女性ホルモンを分泌するための指令を出しているのは脳にある視床下部です。本来はこの視床下部の指令によって卵巣で女性ホルモンが分泌されますが、更年期になると、指令が出されても女性ホルモンを分泌できなくなります。指令が実行されないことにより、視床下部は混乱し、同じく視床下部のコントロール下にある自律神経が影響を受けてしまいます。

それにより、例えば自律神経の体温調節機能が低下し、冷えやのぼせのような症状が出たり、大量の汗が出たりという不調が起こりやすくなるのです。

また、女性ホルモンとの関係以外にも、男性では30代、女性では40代以降になると副交感神経の働きが衰えたり、交感神経と副交感神経の切り替えが鈍くなることもあります。

「若いときと比べて、なかなか疲れがとれない」「環境の変化に心身がついていかなくなった」というのは、自律神経が老化しているサイン。

早めに生活を見直し、セルフケアをしましょう。

血圧を下げたいなら自律神経のケアから

自律神経の乱れは高血圧を招く

ここからは、自律神経と血圧の関係に注目してきたいと思います。

これまでにご紹介してきたように、私たちが元気に過ごすためには、交感神経と副交感神経が必要で、この2つが交互にバランスよく働いている状態が理想です。

自律神経である交感神経は、心拍数を上げたり血管（動脈）を収縮させたりして、血圧を上昇させる働きを持っています。そして、副交感神経は、心拍数を下げ、動脈を拡張させて、リラックス状態を促進します。

先ほど、「自律神経は感情とも深く関わっている」とお話ししました。

血圧は感情と関係している

ストレス・緊張

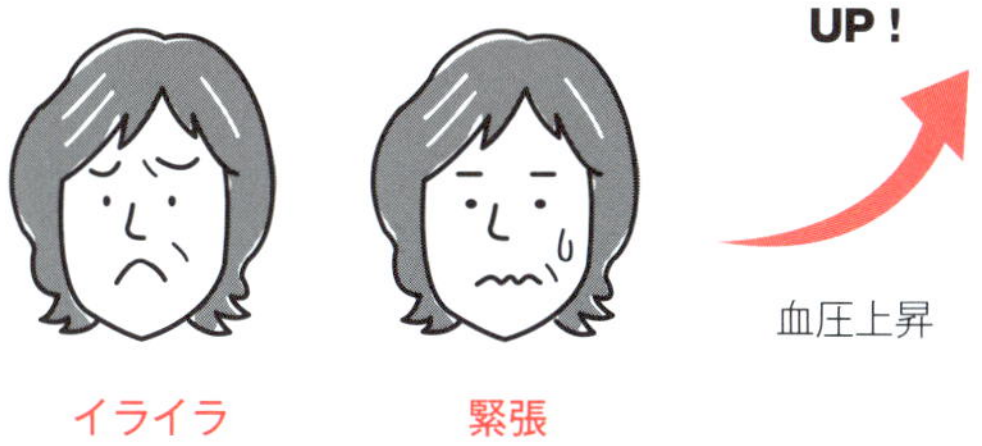
UP！
血圧上昇
イライラ
緊張

ストレスの多い状況や緊張状態が続くと交感神経が優位になり、血圧が上昇します。とくにイライラした感情は交感神経を過剰に高めることも。

落ち着いた状態

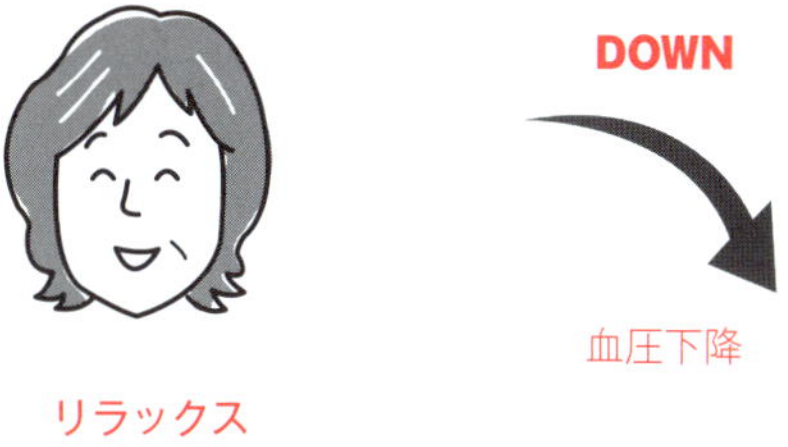
DOWN
血圧下降
リラックス

リラックスした状態になると副交感神経が優位になり、血圧も安定します。

「イライラすると血圧が上がる」「緊張すると血圧が上がる」というのは誰もが聞いたことがあると思いますが、これらは決して気のせいではありません。

これは自律神経のうち、交感神経が優位になったからです。

逆にいえば、副交感神経が優位になれば、血圧の低下が期待できます。

つまり、**高血圧の人はとくに副交感神経優位にすることが重要なのです。**

ストレスが多く、交感神経が優位な状態が続くと、血圧が常に高くなるリスクがあります。一方、副交感神経が適切に働けば、リラックスした状態が保たれ、血圧が安定します。


しかし、ここで大事なのはあくまでもバランスです。

繰り返しますが、自律神経系は、緊張状態や活動性の高い状態にさせる交感神経系と、リラックスさせる副交感神経系の2つから構成されており、これらがバランスよく働くことで、体内の安定を保っています。

どちらかだけが必要で、どちらかは不必要というわけではありません。

交感神経を悪者のように考えている人もいますが、それは誤解です。

逆に副交感神経が過度に優位になっても体には不調が出てきますので、バランスをとることが重要なのです。

副交感神経が優位になると血圧は下がる

副交感神経が優位になると血圧が下がるので、高血圧でお悩みの方にとっては、「自律神経のケア＝血圧を下げる方法」と思っていただいてよいと思います。

また、第１章で「予防すべきは動脈硬化」という説明をしましたが、自律神経と動脈硬化には深い関係があります。

交感神経が優位な状況が続くと、血管や心臓に負担がかかり続けます。それにより、動脈の壁が傷つきやすくなり、動脈硬化につながる恐れがあるのです。

反対に、副交感神経が優位になると、心拍数が低下し、血圧が安定し、動脈が拡張します。そして、この状態が続くことで動脈への負担が軽減され、動脈硬化の進行を抑えることができるのです。

副交感神経を優位にする方法

自律神経のバランスを整えるといっても、

「自律神経って、自分ではコントロールできないのでは？」

と思った人もいるかもしれません。

それはその通りなのですが、方法はあります。

副交感神経を優位にしたいなら、まず、副交感神経が優位になったときの状態をつくればよいのです。簡単にいえば、リラックスできる時間をつくるということです。

最初に、「リラックスしていると副交感神経が優位になる」とお伝えしましたが、これは、精神的なリラックスだけではありません。体をリラックスさせるだけで、副交感神経は優位になるのです。

現代人の生活は、普通に生活しているだけで交感神経が過度に優位な状態になりがちです。意識的に副交感神経をケアしてあげないと、どんどん交感神経が優位になり、血圧も必要以上に高くなってしまいます。

迷走神経って？

自律神経を整えるために知っておきたいのが「迷走神経」。

副交感神経の75％がこの迷走神経の働きとされています。

迷走神経は、脳の延髄から出て、首から胸を通り、お腹までのほとんどすべての内臓の運動神経と副交感性の知覚神経を支配している神経で、心臓、肺、胃腸など多くの臓器に信号を送っています。あちこちに伸びているから「迷走神経」という名前がついた（※諸説あり）といわれているほど、体の至るところに張り巡らされている神経です。

副交感神経の一部であるこの神経は、体のリラックス状態を維持するためにも重要な役割を果たしていますが、ほかにも以下のような役割があります。

①感覚の伝達

首や胸、お腹の感覚を脳に伝える役割があります。例えば、満腹になると迷走神経を通じて信号が脳に伝わり、食欲を抑えるような反応を引き起こします。

②運動機能の調整

のどや声帯、食道などの運動にも関与しています。とくに、嚥下（＝飲み込み）や発声において重要な役割があり、食べ物をのどから食道へ安全に送り込む働きや、声帯の動きをコントロールして声を出す働きをサポートします。

③反射作用

咳や嘔吐《おうと》など、重要な防御反射に関わっています。例えば、異物が気道に入ったとき、迷走神経が反応して咳を引き起こし、異物を排除しようとします。いわゆる「むせる」という状態です。

また、体が受けつけないようなものを食べたときや、体が弱っていて食べ物を消化できないときなどに、食べたものを吐かせることで体を保護するのも迷走神経の役割です。

④免疫調節

白血球の中のリンパ球を増加・活性化させて、免疫力や自然治癒力を強化します。リンパ球は、体に入ってきたウイルスと戦ったり抗体をつくったりして病気の発症や重症化を予防する役割があります。

高齢化すると、リンパ球の数が減少していきます。そのため、感染症になったときに、危険な状態に陥る可能性が高くなります。

迷走神経の働きが血圧安定のカギとなる

先ほど挙げた５つの働き以外にも、迷走神経は血圧の調整においてとても重要な役割を果たしています。

ここまで読んできた皆さんなら「迷走神経は副交感神経の大部分なのだから、血圧の調整にも関係している」ということにすぐに気づいたかもしれません。

つまり、**迷走神経の働きが低下すると、副交感神経の働きが弱くなって血圧が高くなり、迷走神経が適切に働いていると、血圧が下がるのです。**

また、迷走神経は首のスジを押すことで直接刺激を与えることもできます（→Ｐ１２１）。なかなかリラックスすることができないと感じる人はぜひこの方法も試してみてください。

自律神経を整える方法

自律神経を整えれば健康になる

ここまでで、自律神経は心拍や血圧、消化、呼吸、体温調節など、体の多くの機能を無意識に調整し、さまざまな部分に影響を与えることがわかりました。

つまり、自律神経は体全体の健康と密接に関わっていて、自律神経をケアすることで、体のあらゆる側面で健康を増進することができるのです。

それだけでなく、**自律神経のバランスが整えば、心も健康になり、年を重ねても毎日をイキイキと過ごすことができるのです。**

ですから、自律神経をケアすることは、健康維持の基本といっても過言ではあ

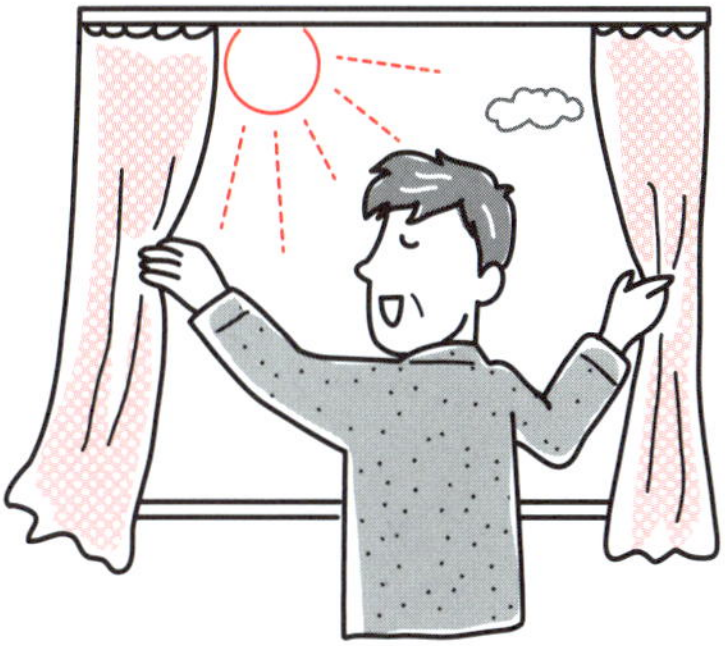

自律神経ケアの基本は規則正しい生活から。朝起きたら、カーテンを開けて日光を浴びることで、気分の落ち込みを防ぎます。雨や曇りの日でも有効です。

りません。

日々の生活の中で、自律神経をケアすることを意識し、心と体の健康を最良の状態に保つよう心がけましょう。

規則正しい生活が何よりも大切

自律神経は「体内時計」とも密接な関係があります。

自律神経のバランスが整っていれば、体内時計も正常になりますが、寝る時間が遅いなど不規則な生活をしていると、自律神経が乱れ、体内時計も狂ってしまいます。

ですから、「朝は早く起き、夜は早く寝る」といった基本的な生活習慣を身につけることが何より大切です。

朝はとくに自律神経を整えるのに大切な時間です。ギリギリまで寝ていて、朝食も食べずに出かけるような生活では、副交感神経から交感神経に急激に切り替わるため、自律神経のバランスが崩れ、1日中緊張感が続いてしまいます。

朝は体をゆっくりと目覚めさせるイメージで、余裕を持って行動するのがポイントです。

まず、目覚めたらカーテンを開けて日光を浴びましょう。それだけでも体内時計がリセットされて自律神経のリズムが整います。

朝食前には歯みがきを。ゆったりとしたリズムで歯みがきをすることで気分を落ち着けることもできます。そして、朝食は1日の活動するエネルギーを供給する大切な要素ですから、欠かさないようにしましょう。

また、夜は睡眠の質を高めることが最優先です。就寝前にはスマートフォンやテレビの画面は見ないようにしましょう。

夕食後はゆったり過ごすことを心がけてください。脳の疲れがとれ、安眠が促されます。

毎日規則正しい時間に寝起きすることで、自律神経のバランスも整い、元気に1日を過ごせるようになるはずです。

ストレスケア

前述したように、**自律神経を乱す最大の原因はストレスです。**とはいえ、ストレスにはさまざまな要因があり、それ自体がすべて悪いものとはいえません。しかし、ストレスをうまく発散できず、自分の中にためこんでしまうと、自律神経が乱れ、体に不調が現れます。

とくにイライラした感情は交感神経を過度に高めるため、動脈が収縮し、血液がドロドロに。血圧も上がってしまいます。

ストレスをゼロにすることはできませんが、それを受け流したり、気持ちを切り替えたりすることでダメージを減らすことは可能です。まずは、1日の中で、副交感神経を高め、リラックスできる時間をつくりましょう。

また、他人の言動に振り回されず、「自分は自分」と距離を置く姿勢も大切。そうすることで、今までストレスと感じていたものにも心を奪われなくなるはずです。

毎日の習慣でメンタルケア

感情をノートに書き出す

イライラやモヤモヤした気持ちをそのままノートに書き出してみましょう。書いたものを時々見返すことで、自分の思考のクセを知ることもできます。

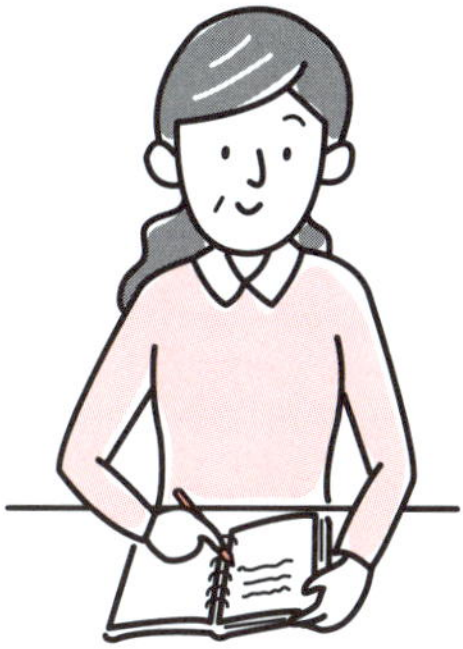

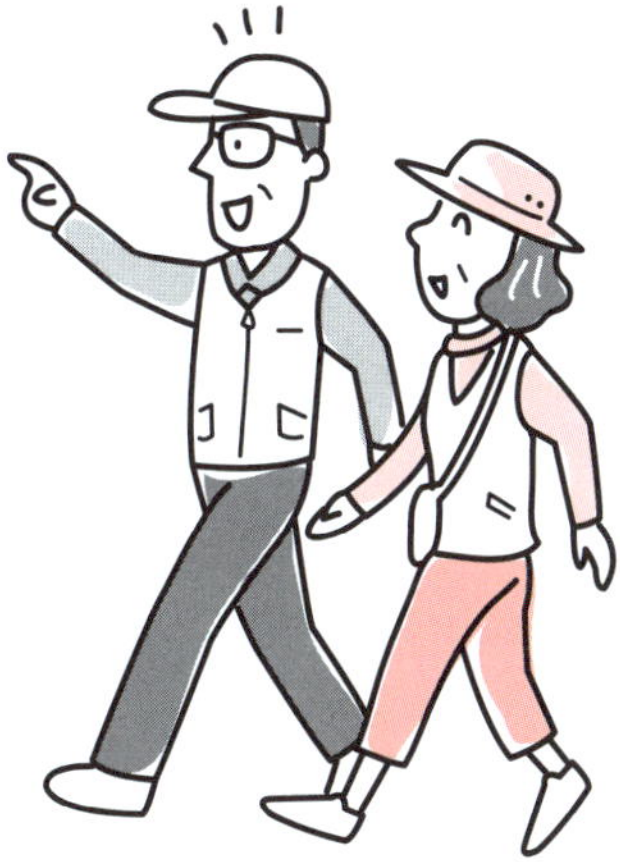

体を動かす

ストレスを感じたときは、軽い運動をすると副交感神経を働かせることができます。日常的に運動習慣をつけるとストレスへの抵抗力もアップ。少し遠くのカフェまで散歩するなど、楽しみながら行いましょう。

自律神経を整える食事

column 2

ストレスや緊張を感じるとお腹の調子が悪くなるように、自律神経と腸はお互いに影響し合っています。

そのため、腸内環境を整える働きのある発酵食品や食物繊維（→P33）などを積極的にとることは、自律神経を整えるカギとなります。

食事をとること自体も腸への刺激になりますから、1日3回規則正しく食事をとり、食事と食事の間には腸を休める時間をつくることも大切です。

また、バナナや豆乳などに含まれるトリプトファンという成分は、幸せホルモンといわれるセロトニンの材料となり、自律神経の乱れを整える効果が期待できます。セロトニンは約15時間でメラトニンというホルモンに変化し、快眠を促すため、朝食にトリプトファンを含む食材をとるのもおすすめです。

自律神経を整える食材

発酵食品

発酵食品にはさまざまな菌が含まれ、腸内環境を整えます。

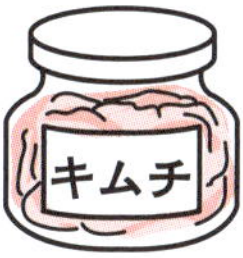

キムチ

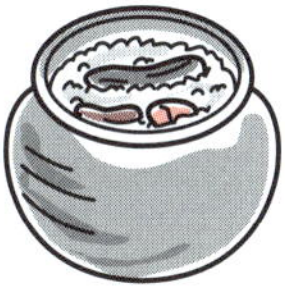
ぬか漬け

味噌

ハーブティー

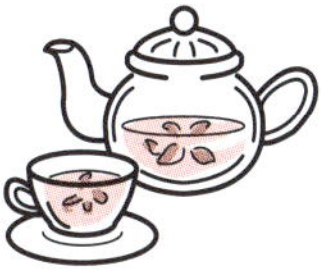

ハーブティーにはリラックス効果があり、副交感神経を高めます。安眠効果もあるため、就寝前に飲むのもおすすめ。

バナナ

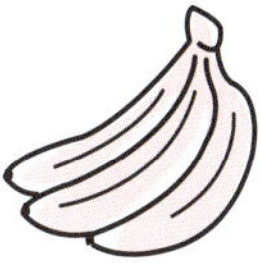

バナナはトリプトファン以外にも、セロトニンの材料となるビタミンB6を含む優秀食材。

自律神経を整える
「豆乳と甘酒のバナナスムージー」

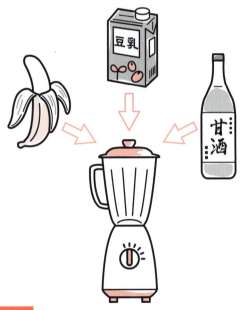

作り方　（2人分）

バナナ１本、甘酒（麹のもの）1/2カップ、豆乳１カップをミキサーに入れて混ぜ、カップに注ぎます。
※濃縮タイプの甘酒の場合は、豆乳の量を調整してください。

第３章

コリを
ほぐせば
血圧が下がる

血流を改善すると自律神経が整う

血流と自律神経には深い関係がある

「交感神経が優位になると、動脈が収縮する」ということはすでに説明しましたが、血管が収縮すると当然のことながら血流が悪くなります。

一方で、副交感神経が優位になると、動脈が拡張します。これにより、血流がスムーズに流れるようになり、血圧も下がります。

このように、自律神経は動脈の収縮や拡張をコントロールすることで、血流を調整していますが、反対に、血流の変化が自律神経の働きに影響を与えることもあります。

例えば、体のコリや冷え、運動不足などによって血流が悪くなると、それが自律神経のバランスを崩す要因となってしまうのです。

つまり、血流をよくすることは自律神経のバランスを整えることになり、自律神経のバランスが整えられれば、血流のよい状態を保てるという好循環につながります。

血流と自律神経は相互に作用し合い、体の状態を調整しているのです。

軽い運動が血流を整える

「久しぶりに散歩をしたら体が温まってきた」「ちょっと運動したら顔色がよくなった」といった経験をお持ちの方は多いと思います。

これは、軽い運動をすることで血流がよくなったからです。軽い運動を行うと筋肉が収縮と弛緩を繰り返し、動脈が刺激されます。

この刺激により、血液がよりスムーズに全身を巡るようになります。さらに、ウォーキングやストレッチなどの軽度な運動は心拍数を適度に上げるため、心臓がそれだけ多くの血液を送り出すようになり、結果として血流がよくなります。

それだけでなく、**日常的な軽い運動はストレス耐性を高める効果があり、自律神経を整えるためには欠かせない習慣です。**第5章の「血圧を下げるトレーニング」も簡単にできるものばかりですので、ぜひ日常に取り入れてみてください。

おすすめは「座ったままジョギング」

「ウォーキングなら続けられそう」と思っても、暑かったり寒かったり、着替えるのが億劫だったりで続けるのはなかなか難しいですよね。そんなとき、私がおすすめしているのが、イスに座って行う「座ったままジョギング」（↓P168）です。

イスに腰を下ろしてジョギングをするように腕と足を動かすだけなので、「な

日常でできる簡単な運動

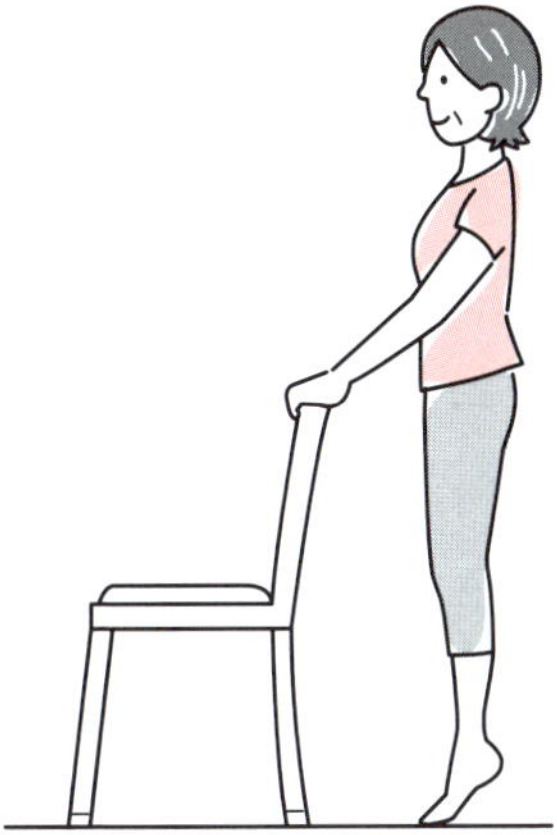

かかとの上げ下ろし

足を肩幅に開いて、ゆっくりとかかとを上げ下ろしします。座ったままでもOK。テレビを見ながらでもできます。ゆっくりとした繰り返しの動きは副交感神経を刺激する効果も。

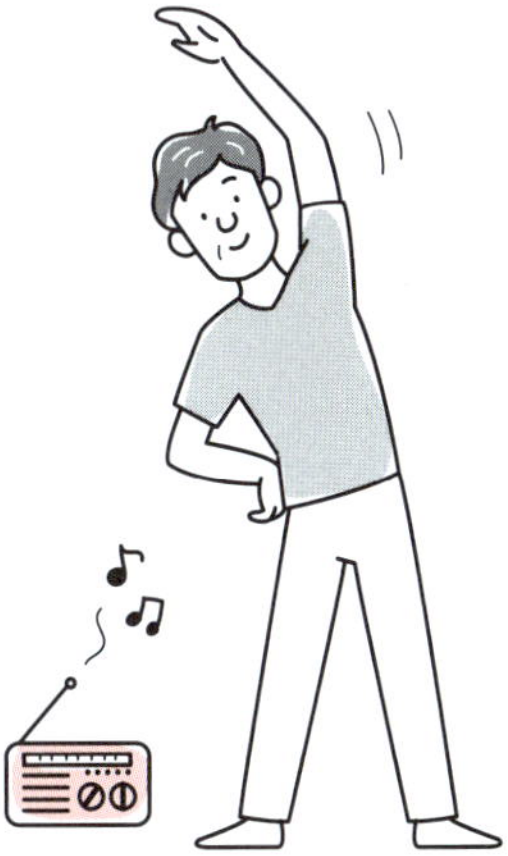

ラジオ体操

ラジオ体操は、約３分間の中に全身の筋肉をバランスよく使う運動が組み込まれています。朝行うと、気持ちよく目覚めを促すことができます。

ゆっくりと深い呼吸でできるような運動が自律神経のバランスを整えます。日常生活の中でも、「階段を使う」「外に出て歩く」など、体を動かす習慣をつけましょう。

んだそんなことか」と思うかもしれませんが、この程度の軽い運動でも血流はよくなりますし、副交感神経も優位になります。

実際のジョギングと違って、一見すると太ももだけの運動に感じるかもしれませんが、太ももには「大腿四頭筋」という大きな筋肉があり、この筋肉を動かすことで下半身全体の血流がよくなります。

さらに、腕を振ることで、腕だけでなく肩から背中の筋肉を使うことになるので、全身運動と似たような効果が期待できます。

普段の呼吸が浅くなっていませんか?

呼吸をコントロールしているのも自律神経です。

息をゆっくり吸って、しっかり吐く呼吸法を実践することによって、副交感神経が優位になります。

また、深い呼吸は体をリラックスさせる効果もあり、それだけで筋肉が弛緩し、動脈を拡張させる効果も期待できます。

とくに腹式呼吸を行うと、お腹の血流が改善します。

お腹には全身の血液の約75％が集まっているともいわれていますが、ストレスの多い生活や、血流が悪くなる生活をしていると、無意識のうちに「うっ血」と呼ばれる血液の滞りが生じます。この滞りの悪影響を減らすために血圧が上がることもあります。

腹式呼吸やお腹のマッサージ（→Ｐ１２３）、お腹の温めなどでお腹のうっ血が解消されると、全身の血流がよくなって血圧の改善が期待できるのです。

腹式呼吸は、一度身についてしまえば難しい呼吸法ではありません。要は「息を吸ったときにお腹が膨らむ呼吸法」です。

感覚がわからない人は、最初は仰向けになってひざを曲げ、お腹の上にタオルや本などを乗せ、それを持ち上げるように息を吸ってみましょう。

徐々に呼吸を深くしていき、とくに息を吐くことに意識を向けていきます。

5回くらい続ければ、体がリラックスしていくのが実感できるでしょう。また、知らないうちに普段の呼吸が浅くなっていたことに気がつくと思います。

寝て行う腹式呼吸

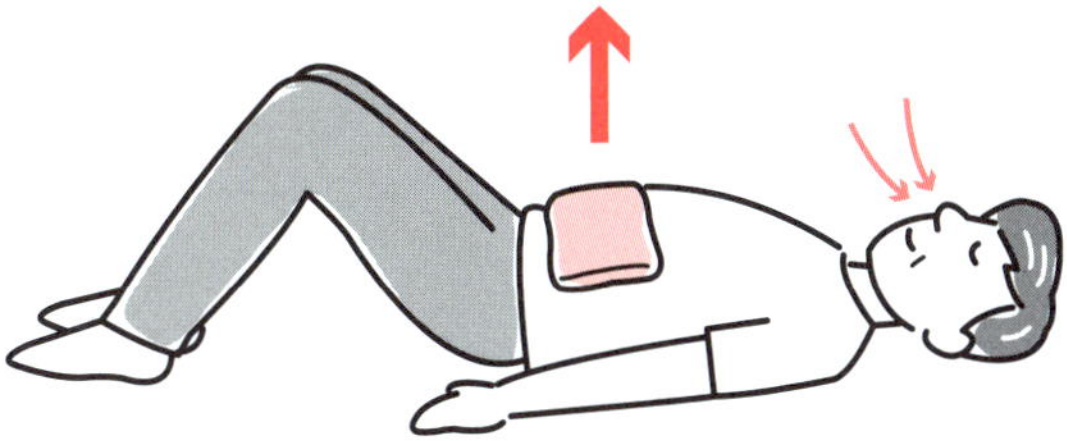

❶仰向けになり、ひざを立てたら、鼻から大きく息を吸います。そのときにお腹が膨らむことを意識して。

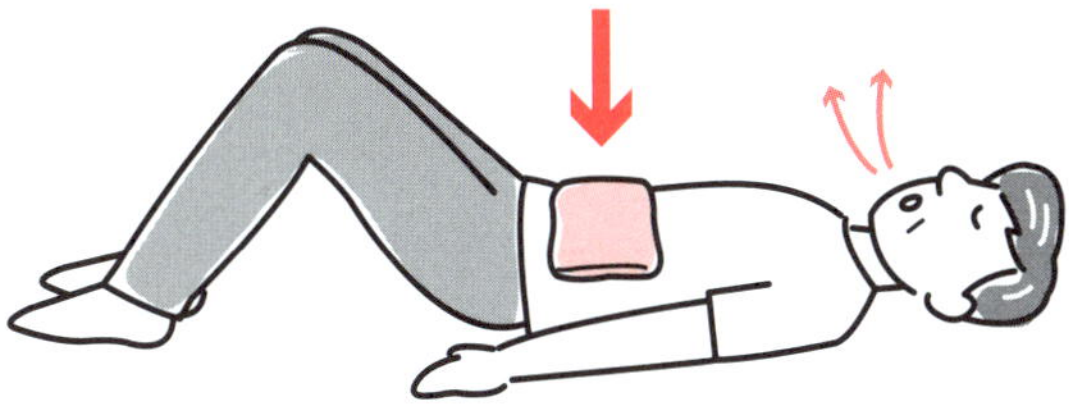

❷口からゆっくり息を吐き、お腹をへこませます。

体のコリをほぐして高血圧を予防しよう

コリが進むと血圧が高くなる?

筋肉が緊張してコリが生じると、その部分の血流が悪化します。血流が悪くなると、体は酸素や栄養を十分に供給しようとし、心臓はより強く血液を送り出さなければならないので、結果的に、血圧が上昇することになります。

さらに、血流が悪くなるとコリの回復が遅くなり、コリのある状態が続くとさらに血流が悪くなる……という悪循環に陥ってしまうのです。

また、体のどこかにコリがあると精神的にもストレスを感じることが多くなり、それが原因でまた交感神経が優位になる、ということもあります。

交感神経が優位になると、動脈が収縮し、血圧を上昇させるということは何度もお伝えしてきました。

体のコリは、血流や血圧、そして自律神経に大きく影響するのです。

そもそもコリはなぜ起きるの？

コリは、正式な医学用語ではなく、はっきりとした定義もないのですが、筋肉が硬くなって本来の活動が妨げられている状態を指すことが多いです。

筋肉が硬くなる原因として、老廃物の存在が挙げられます。

では「老廃物って何？」といわれると、いわゆる疲労物質のようなものと考えられているのですが、実は中身はよくわかっていません。

かつては、この老廃物は乳酸だといわれていましたが、今は逆に乳酸がないと疲れがとれないという研究結果も出てきました。

いずれにせよ、私たちが生きて代謝をし、動くことで老廃物が出るのは間違いありません。

この老廃物も、血液がうまく流れていれば排泄されるのですが、血流が悪いと体内にたまったままになります。その結果、筋肉がガチガチになってしまう……これが「コリ」です。

筋肉がガチガチになるとさらに血流が悪くなり、老廃物がたまり……という悪循環になります。

ストレスもコリを招く

私は、体のコリができる原因として、圧倒的に多いのはストレスだと考えています。これは、精神的ストレスだけでなく、肉体的なストレスも含まれます。

私たちは、体の使い方のクセや姿勢などによって、同じ筋肉ばかりを使っていたり、同じ場所に負担をかけたりしながら日々の活動をしています。

つまり、とくに疲れることをしていなくても、普通に生活しているだけで特定の筋肉に負担がかかり、そこにコリが生まれるのです。

筋肉がこると、筋肉の内部を通っている血管（動脈）が圧迫されて血流が悪くなり、その血流をよくしようとして、血圧が上がります。これがコリと高血圧のメカニズムです。

さらに、筋肉がこってくると、知らない間に姿勢が前かがみになっていきます。今、イスに座ってこの本を読んでいるあなた、ご自分の姿勢を観察してみてください。少し、体が前かがみになっていませんか？

逆に、リラックスした状態を想像してみましょう。重心が、骨盤の後ろの方に移動しませんか？

体が前かがみになると内臓が圧迫されますから、その部分の血流が悪くなりますよね。筋肉だけでなく、内臓の血流も悪くなりますので、全身に血流を確保しようとして、さらに血圧が上がってしまうことになるのです。

高血圧に効くツボ

話は少しそれますが、ここで一つ、東洋医学の話をしたいと思います。

私は、子どもの頃から肩こりに悩まされていて、「同じ悩みを持つ人をなくしたい！」と医師になったのですが、当時の私が医学部で教わった知識では、肩こりを治すどころか、そもそも肩こりという概念すらなく、筋肉のコリに対する有効な治療法は存在しないように感じました。

そのため自分なりに考えて、漢方や鍼（針）灸、ツボなどの東洋医学を学ぶことにしたのです。

今回はその中から血圧を下げる効果のある「復溜《ふくりゅう》」というツボを紹介します。

東洋医学では、高血圧は「腎」の不調によって起こると考えられます。

経絡的に腎経の働きを助けるとされているのが「復溜」というツボです。復溜は足首のくるぶし付近にあります。

具体的には、内くるぶし（内踝）の一番高いところから指2本分ひざに近いところ。スネの骨とアキレス腱の中間にあたる場所にくぼみを感じる部分があると思いますが、これが復溜です。

医療の世界では、今でこそ、西洋医学だけでなく東洋医学のよい面も取り入れようという流れが少しずつ出てきていますが、それでも、高血圧の患者さんにこのツボを教える医師はほとんどいないと思います。

復溜のツボ押し

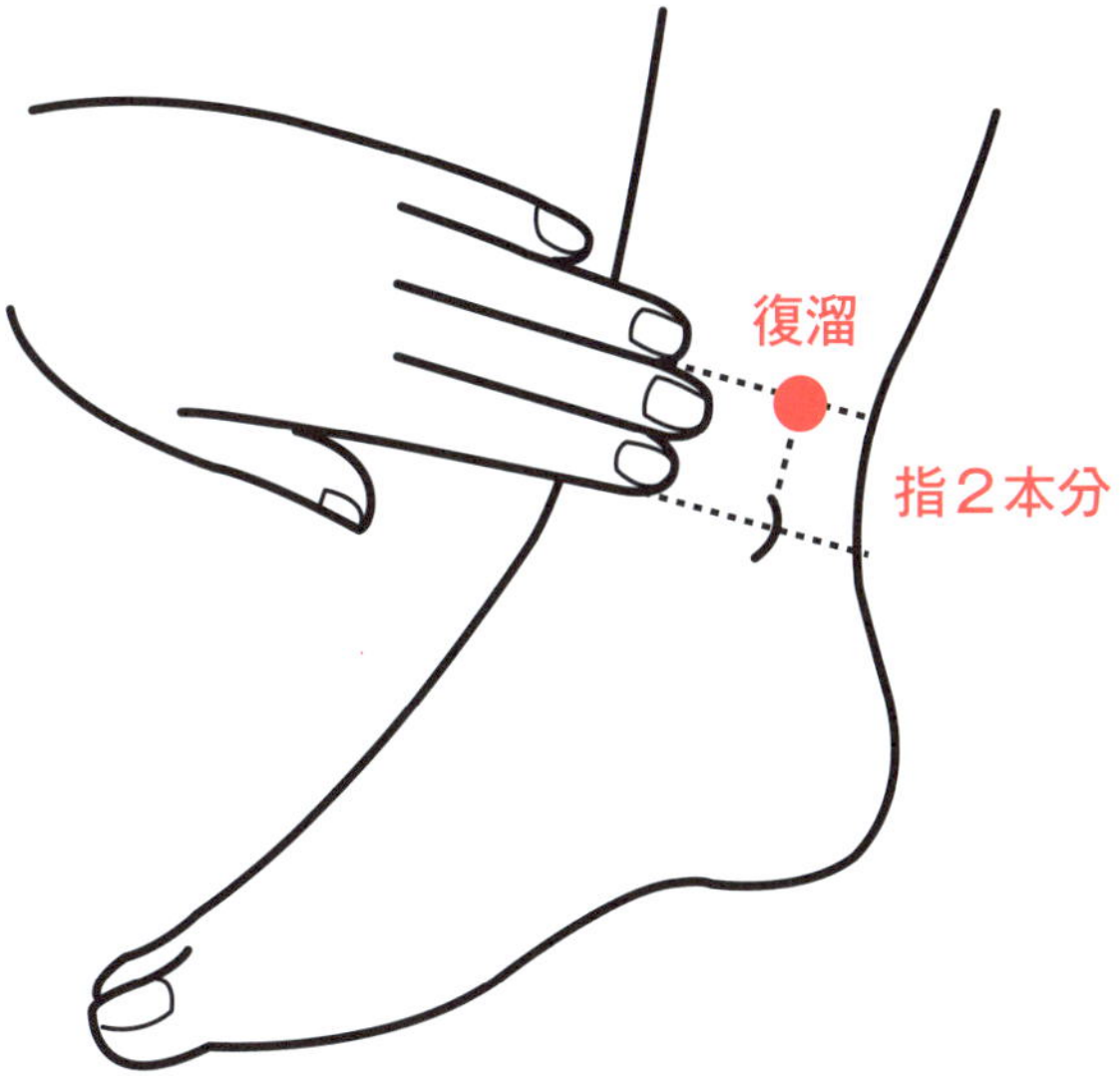

内くるぶしの最も高い部分から指２本上、スネの骨とアキレス腱の間が復溜のツボ。痛気持ちいい強さで５秒×５回を目安に押しましょう。疲労回復やむくみ解消効果も期待できます。

コリをほぐして血流改善を促すマッサージ

コリをほぐせば副交感神経優位になる

コリをほぐすことで副交感神経が優位になる理由は、身体の緊張状態（ストレス）が解消されることと深い関連があります。

コリが続くと交感神経が優位になり、「血流が悪くなる」「血圧が上昇する」「呼吸が浅くなる」などといった状態になります。一方、**コリをほぐすことで筋肉の緊張が和らぐと、身体はリラックスした状態に戻ります。**このとき、交感神経の活動は抑えられ、副交感神経が優位になります。

つまり、コリをほぐすことは、直接的に体の緊張を解消して血流をよくし、副交感神経を優位にするのです。

では、コリをほぐすために生活に取り入れてほしいことをいくつか紹介します。

首・耳へのマッサージで迷走神経を刺激する

首や耳には、肌の表面に近いところに迷走神経（↓P87）が通っている部分があります。そのため、**これらの部位をマッサージすることで、迷走神経を直接刺激することができます。**

副交感神経である迷走神経を刺激し、自律神経のバランスを整えることによって、血圧を下げる効果が期待できるのです。

特別なテクニックは必要ありません。例えば耳たぶをつまんで軽く引っ張ったり、首のスジを優しくほぐすだけでもある程度の効果があります。

迷走神経は耳の後ろから首の側面を通り、鎖骨にかけて走っていますから、左のイラストのような経路を意識しながらマッサージするとさらに効果的です。

お腹のマッサージでリラックス

お腹をマッサージすると、筋肉や血管が刺激され、血流が促進されます。

P107でもお伝えした通り、**お腹には多くの血管が集まっているので、マッサージによってこれらの血管が拡張し、血流がスムーズになるのです。**

マッサージによって筋肉がゆるんだり、血流がよくなったりすると、リラックスした状態がつくられて副交感神経が活性化されます。それにより血圧を下げることにもつながります。

首スジのマッサージで迷走神経を刺激

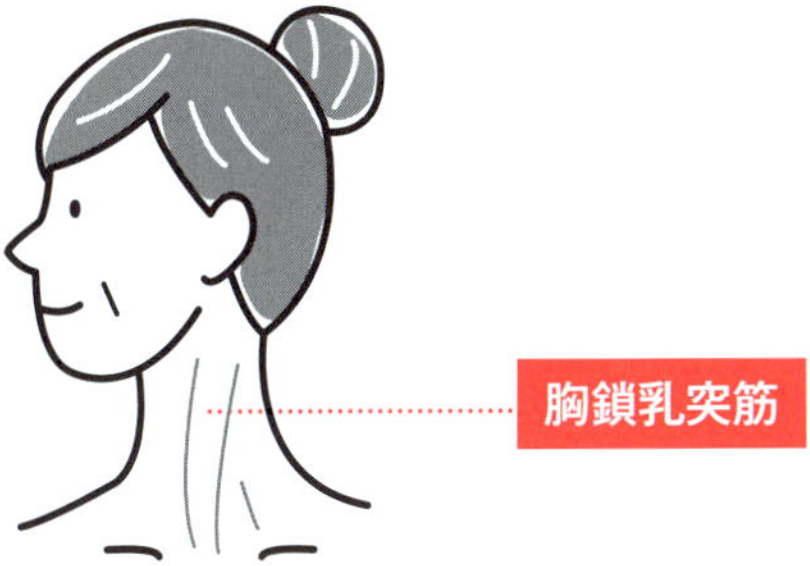

❶正面を向いた後、肩の位置を動かさずに水平に顔を動かし、右を向きます。そのとき、胸鎖乳突筋が浮かび上がります。

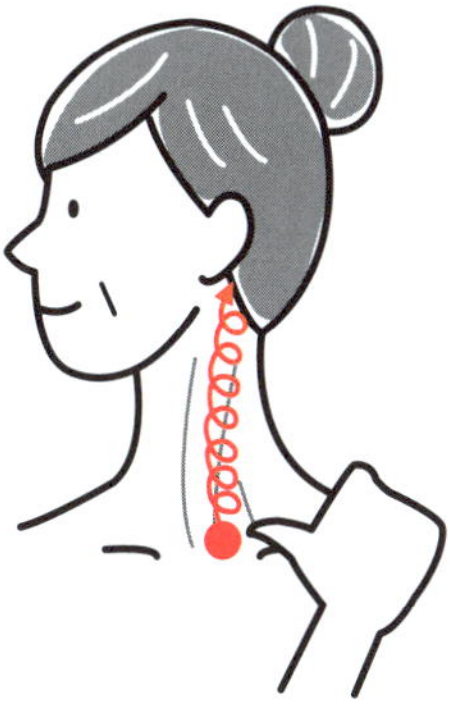

❷胸鎖乳突筋の鎖骨に近い縁を鎖骨から耳の後ろまで右手の親指の腹で押してマッサージします。下から上へ親指を徐々に移動させたり、親指の腹全体で円を書くように動かします。左側も❶～❷を同様に行いましょう。

鏡（できれば三面鏡）を見ながら行うと刺激する位置がよくわかります。左右それぞれ１～２分間程度刺激してください。

さらに腹部には迷走神経が広く分布していますので、耳や首と同様に、お腹のマッサージでも迷走神経を刺激することができます。

お腹を優しくなでる、さするといったマッサージだけでも効果がありますが、私がおすすめするのは「腸もみ」です。

おへその左右に両手を当て、手のひらを左右同時にリズミカルに動かしてお腹や腸を刺激します。50回〜100回程度がおすすめです。

100回と聞くとすごく大変そうに感じるかもしれませんが、2分くらいで終わります。

そこまで力を入れる必要はありません。腹式呼吸と同じく、仰向けになって両ひざを立てた状態で行うとより効果的です。

腸もみで血流改善

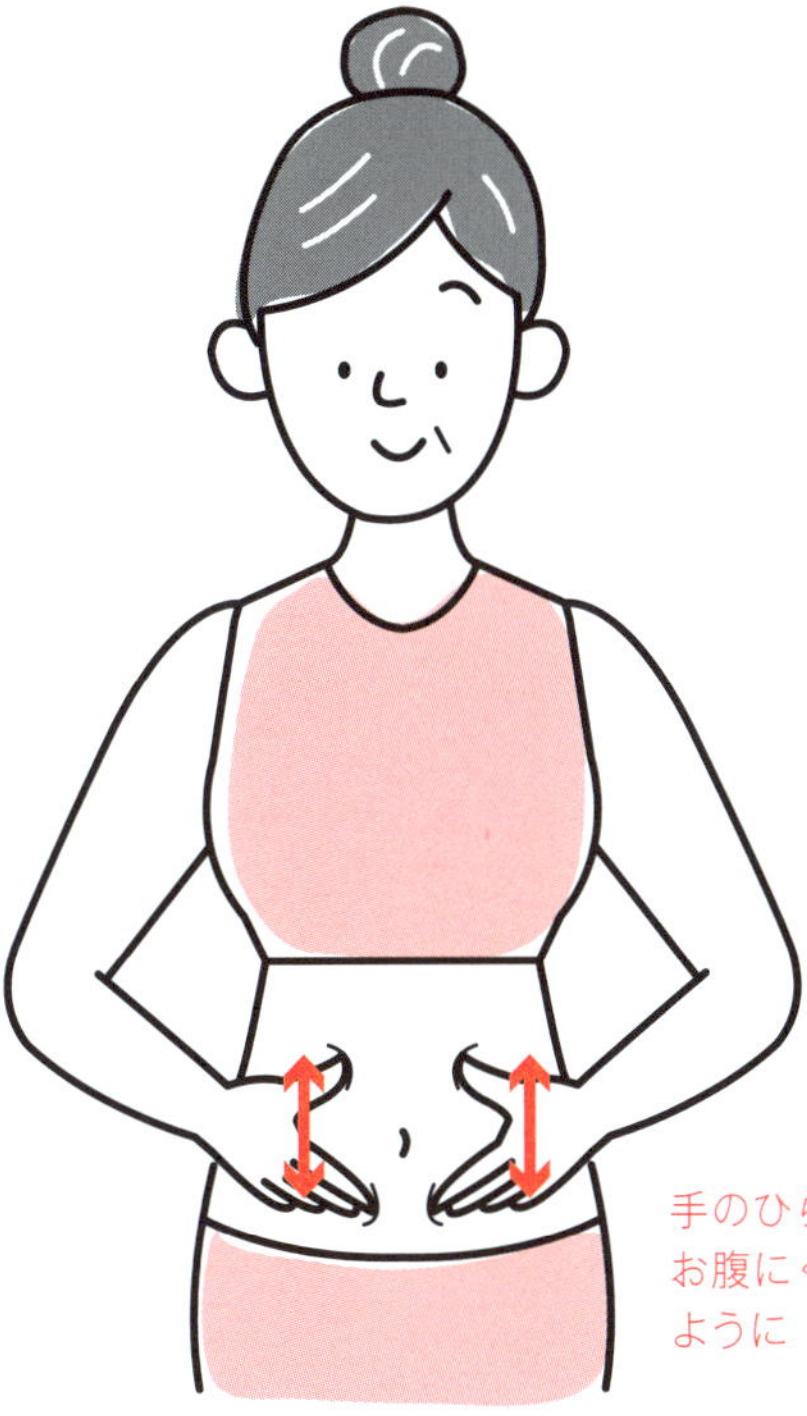

❶お腹の力を抜き、両手のひら全面をお腹に当てます。

❷手首側と指先側を交互に圧迫します。
50 ～ 100 回を目安に行いましょう。
腹式呼吸（→ P109）の姿勢で行っても OK です。

爪もみで体の緊張をほぐす

体の緊張をとるのに私がよくおすすめしているのは「爪もみ」です。刺激をするのは爪ではなく「爪の生え際」です。ここは神経線維が集中しているところなので、**刺激すると自律神経のバランスが整って、副交感神経が優位になる**のです。

爪もみの方法は、爪の生え際をつまんで押すのが基本とされていましたが、私はより効果的な方法として、爪の生え際をつまんで指のつけ根と手のひらの境目を軸にして、指をゆっくり左右に揺さぶり、ひねるのをおすすめしています。

手は親指を除いた4本の指をまとめてそらすと効果的です。

何回手首をそらすと前腕部が温かくなるか回数を数えてみましょう。繰り返し

爪もみでリラックス

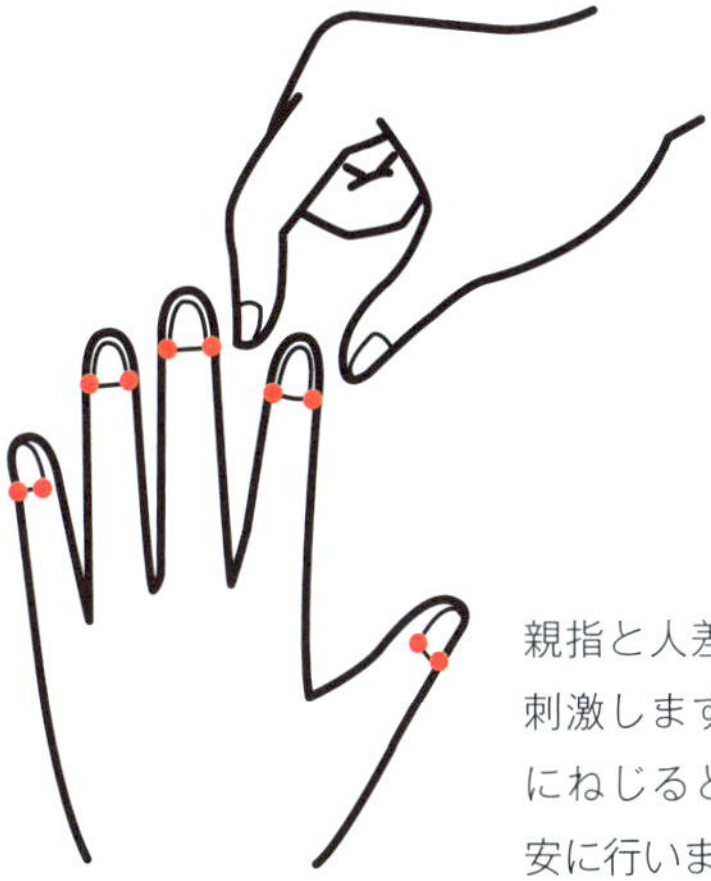

親指と人差し指で爪の生え際を刺激します。指をゆっくり左右にねじると効果的。５分間を目安に行いましょう。

ているうちに、前腕部が温かくなるまでの回数が少なくなっていくのがわかります。

この爪もみは、足の爪にも応用できます。つま先立ちをするだけでも足の爪の付け根に刺激が入り、足の爪もみと同じような効果が期待できます。

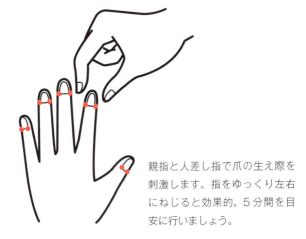

拮抗筋を意識すれば しつこいコリもほぐれる

column 3

肩や背中のコリに悩んでいる日本人は少なくありません。

この部位のコリは、マッサージしただけでは解消できない場合が多く、それどころかマッサージを受けた直後は気持ちがよくても、その後に「もみ返し」などが起こって余計につらくなるというケースを数多く見てきました。

しつこいコリに何かよい方法がないのかと、私自身も長い時間をかけて研究を続けてきました。そこでわかったのは、「拮抗筋」がコリをほぐすポイントになるということでした。

拮抗筋とはある関節に対して、主たる動きをする筋肉（主動筋）と反対の動きをする筋肉のことです。

関節には、「曲げる」と「伸ばす」という反対の運動があります。

少し難しい話になりますが、例えば、ひざを伸ばす「大腿四頭筋」

鎖骨のマッサージ

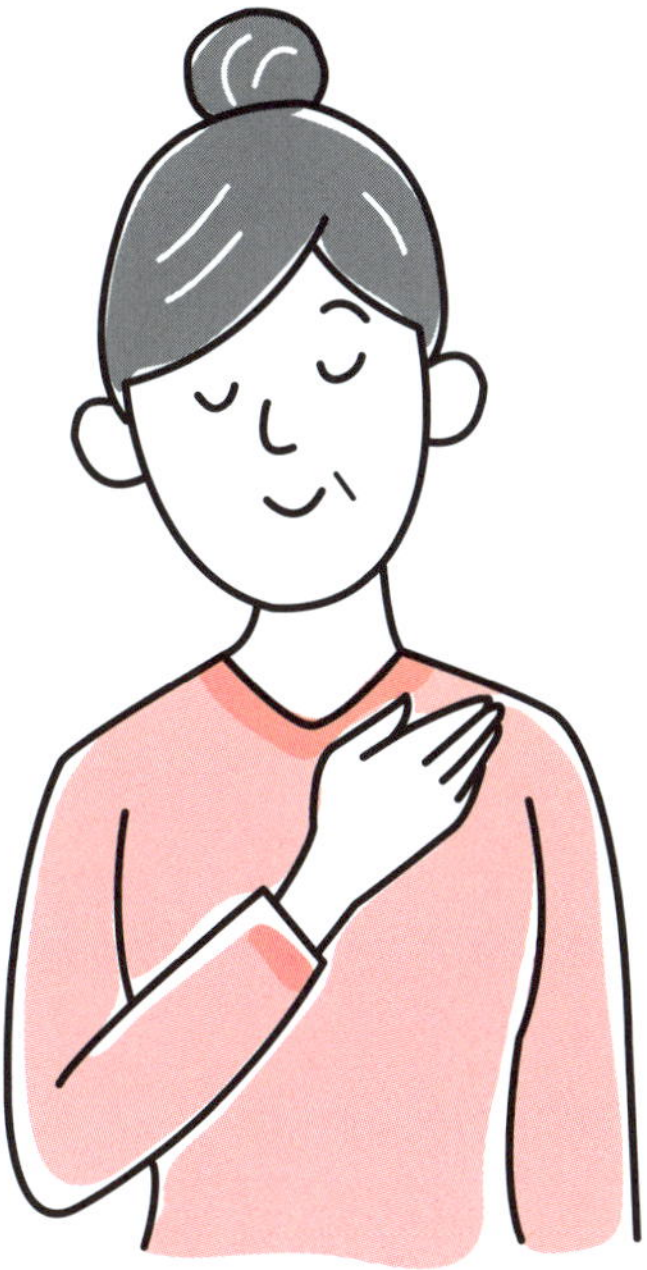

こっている僧帽筋の拮抗筋は鎖骨下筋です。鎖骨の下を優しくマッサージすることで、肩こりの解消が期待できます。筋肉が柔らかくなる入浴中に行うとよいでしょう。

という筋肉が太ももの前側にありますが、その拮抗筋は、ひざを曲げる「ハムストリングス」という、太ももの後ろ側にある筋肉です。

どこかにコリを感じたとき、その部分の筋肉ではなく拮抗筋をほぐしてみてください。

例えば肩がこったと感じるとき、私たちがもみほぐそうとするのは「僧帽筋（上部線維）」という筋肉です。

しかし、この僧帽筋ではなく、僧帽筋の拮抗筋である「鎖骨下筋」を刺激すると、不思議なことに肩から背中がゆるみます。

しつこいコリが気になる人はぜひ試してみてください。

第４章

体を
温めれば
血圧が下がる

冷えはどうして体によくないの？

体が冷えるとなぜ血圧が上がる？

第3章ではコリをほぐして自律神経を整えることで血圧を下げるしくみを解説しました。この章では、自律神経の乱れを改善するもう一つの方法、「体の温め」について解説していきます。

体が冷えているときは、血圧が高くなります。

なぜ、そうなるのでしょうか？

体が冷たいと全身が緊張するため、どうしても交感神経が優位になります。

交感神経が優位なときは動脈が縮みますから、血液がうまく流れません。その状態で、心臓が全身に血液を送り出そうとするので血圧が上がります。これを解決するために、**体温を上げて副交感神経を優位にしてあげれば、動脈の緊張がゆるみます。**その結果、動脈が広がって血液が流れやすくなり、血圧が下がっていくのです。

このように、**冷えの解消は血圧の安定につながります。**

しかし、温めの効果はそれだけではありません。

体を温めることは、高血圧以外の病気の予防にもつながるのです。

体温が上がると、それだけで冬場の体調不良が改善されることがあります。

高血圧以外にも原因がよくわからない体の不調を抱えている方は、この章でご紹介する体の温め方をぜひお試しください。

冷えがあらゆる病気をつれてくる

「冷えは万病のもと」という言葉を聞いたことがあるでしょう。

この言葉通り、**冷えは多くの病気の原因になります。**

例えば、体が冷えると、肩こりや腰痛、関節痛といった症状が出やすくなります。また、冷えによって胃腸の働きが低下するので、下痢や便秘など消化器系のトラブルを招くこともあるでしょう。

さらに女性に多い冷え性は、ホルモンバランスが崩れる原因になりますから、生理不順や不妊、更年期症状を強めることにもなるのです。

なぜ、体の冷えがこれだけの病気に発展するのでしょうか。

冷えは万病のもと

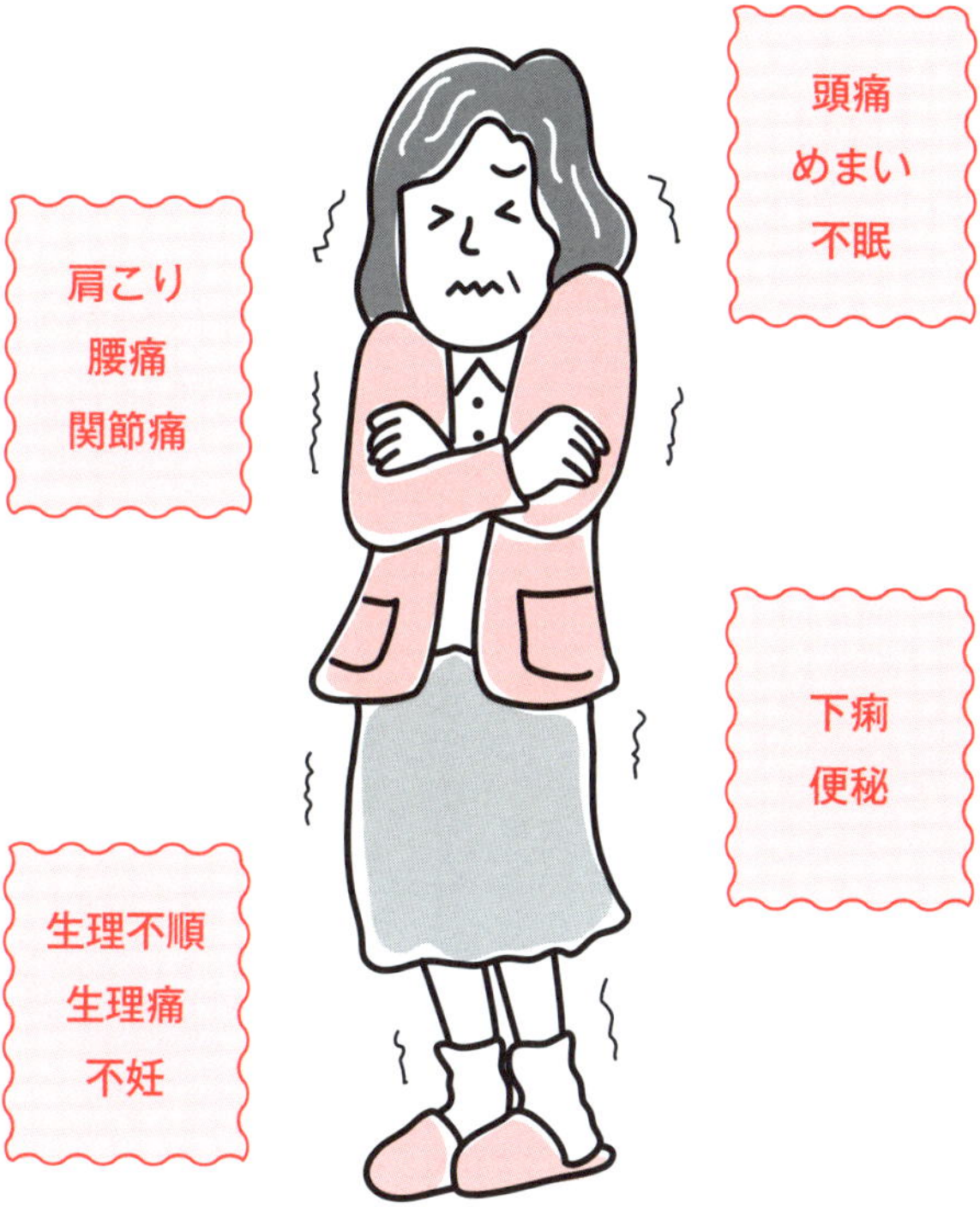
頭痛
めまい
不眠
肩こり
腰痛
関節痛
下痢
便秘
生理不順
生理痛
不妊

冷えはこの他にも頻尿や腹痛、むくみ、肌荒れなどさまざまな不調を引き起こします。

体が冷えると、先ほど述べたように血液の循環が悪くなります。血液の循環が悪くなると、酸素や栄養素が体全体に行きわたらなくなります。また、二酸化炭素や老廃物など、体にとって不要なものがうまく排泄されません。これは、正常時なら車がビュンビュン走っている道路で、ひどい渋滞が発生するようなものでしょう。**体にとって必要なもの・不要なものがうまく運ばれなくなるので、結果として体調を崩してしまうのです。**

冷えが免疫機能を下げる理由

体が冷えることで起きる一番の問題は免疫力の低下です。

体が冷えると、なぜ免疫機能が下がるのでしょうか。

まず、体温が下がって交感神経が優位になると、寒さから身を守ろうとします。

そして、心臓や腎臓など重要な臓器に優先的に血液を供給します。その結果、手の指や足のつま先など末端の動脈が収縮するため、血液が流れにくくなり、手足が冷えてきます。

末端の血流が悪くなると、前述したように、血液中の大事な成分が全身に運ばれなくなります。

その大事な成分の一つが白血球です。

白血球は、体内に侵入する病原菌やウイルスを攻撃する免疫細胞の一つですから、当然、その数が減ると病気になりやすくなるわけです。

また、白血球の中にはウイルスやがん細胞に反応して攻撃する「リンパ球」がありますが、このリンパ球は体が冷えると数が減少してしまいます。

新型コロナウイルス感染症では、リンパ球数が多いと重症化しにくいという結果が出たことが知られています。

「冷え性」はこうすれば改善できる

「体質だから」であきらめない

「私は根っからの冷え性だから」

「冷えやすい体質だから仕方ない」

こんなふうに思い込んでいる方は多いかもしれません。

でも、実は、その考え方は間違いです。


確かに冷え性は体質によるところもありますが、改善できないわけではありません。実際、冷え性は偏った生活習慣や環境の変化から引き起こされることも多いのです。

「体質だから仕方がない」とあきらめてしまうと、冷え性が慢性化することもあります。そうなると、体調はますます悪くなる一方。

体の冷たさを放置するのではなく、効果的に体を温めることで「冷えにくい体」をつくらなければいけません。

暑がりの人も体の内部が冷えている

反対に、「私は冷え性じゃないから……」という人もいるでしょう。

しかし、暑がりの人も体の内部が冷えている、ということがよくあります。**表面は熱く（暑く）感じていても、内臓や体の深いところの体温が低くなっているのです。**そんな人が、体の内部の冷えに気づかず「暑い、暑い」と冷たい飲み物をたくさん飲むと、余計に内臓が冷えてしまうという悪循環が起きます。

また、**汗っかきの原因が「体の冷え」であることもよくあります。**

なぜ、体が冷えると汗をかきやすくなるのでしょうか？

体が冷えると血流が悪くなります。その結果、余分な水分や老廃物の排泄が滞って体内に水分がたまりやすくなります。このたまった水分が、ちょっと運動をしたときや、緊張したとき、暑さを感じたときなどに一気に汗として放出されます。

大量の汗をかくと、「自分は汗っかきだ」「人より暑がりなんだ」と思い込んでしまいますが、実は勘違いをしているだけで体は冷えていた……という可能性もあります。

冷えをとるための生活ルール

日常生活の中で、冷えをとるための基本的な考え方をお伝えします。

①睡眠をしっかりとる

現代人のほとんどは、睡眠不足です。

仕事や趣味で日付が変わるまで起きているという人も少なくないでしょう。

自律神経には「日内変動」があると述べましたが、**起きている時間が長いと、それだけ交感神経優位の時間が長くなります。**

もともと夜は、副交感神経が優位になって体が休む時間帯なので、集中して仕事をしたり、映画を見てハラハラドキドキしたりする時間帯ではありません。

夜はしっかり眠ることで体が修復され、エネルギーが回復します。そのエネルギーが日中に体温を適切に保つのに役立つのです。

②朝食を抜かない

体温維持にはエネルギーが必要ですが、そのエネルギーを得るのに欠かせないのが朝食です。

朝起きたらごはんを食べずに外出する人がいますが、あまりおすすめしません。朝食をとらないと、エネルギー不足に陥って体を冷やすことになるからです。


食べ方にも注意が必要です。

最近の若い人の中にはあごが小さい人が多いようですが、これは、あごが発達する時期によく噛んでいなかったことが要因でしょう。

よく噛んで食べると唾液が出ます。**唾液の分泌は、副交感神経の刺激になりますから、しっかり噛めば自律神経が安定し、冷えを防げるというわけです。**

「忙しいから」「楽だから」と、ゼリー飲料や柔らかい菓子パンを食事代わりにする人がいますが、しっかりあごを使う食事を選んでください。

また、「早食い」も、おすすめできません。

よく噛まずに飲み込むので唾液の分泌が少ないからです。

唾液には食べ物を消化・吸収しやすくする役割があります。そのため、唾液の量が少ないと、食べたものを吸収しにくくなります。

食べたものが吸収されなければ、エネルギーの生産量が少なくなり、熱量が少なくなるため、体の冷えにつながります。

③冷房対策をする

最近では、素足にサンダルというスタイルの女性が多くなってきました。

確かに近年、夏の気温は極端に高くなっていますから、ストッキングなどを履きたくない日もあるでしょう。

しかし、オフィスなどでは冷房がしっかり効いています。そんなところに何時間も（人によっては１日中）いると、冬以上に体が冷えてしまいます。

炎天下を歩くときは、気温に合った薄着でもいいでしょうが、**室内に入ったらカーディガンやひざ掛けを使いたいものです。**オフィスにいる間だけでも靴下を履くのも効果的。できるだけ、体を冷やさないよう工夫しましょう。

④飲み物は常温にする

昔の日本では、休憩時や食後に温かいお茶を入れて飲む習慣がありました。ところが、現在では、コンビニなどで冷えた飲み物が簡単に手に入ります。冷たい飲み物は、いうまでもなく体を冷やします。

冷蔵庫の飲み物の温度は約4℃といわれており、これは内臓の温度である38℃と比べると、30℃以上もの温度差があるのです。

温かい飲み物や常温の飲み物をとるよう心がけるだけで、体の冷えをかなり軽減できるはずです。ぜひ試してみてください。

冷えを遠ざける習慣

①十分な睡眠

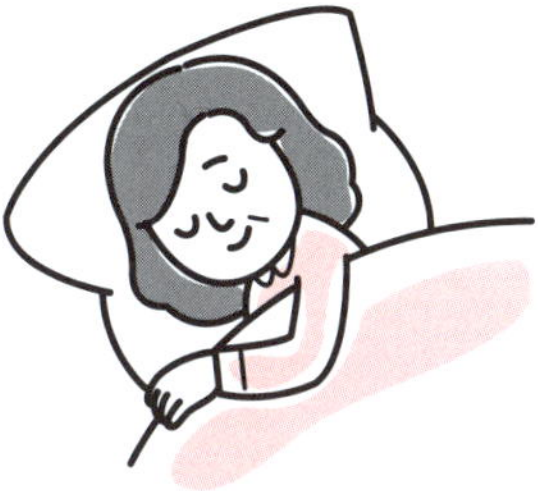

②規則正しい食事

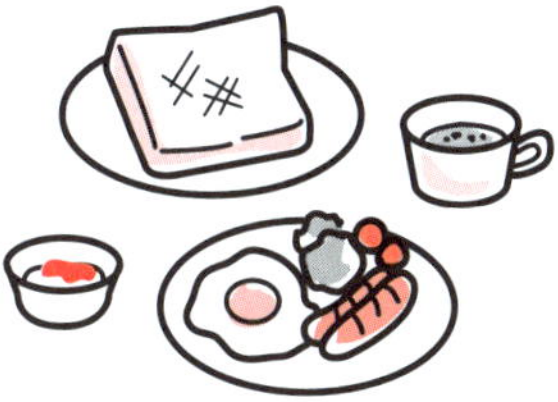

③防寒対策

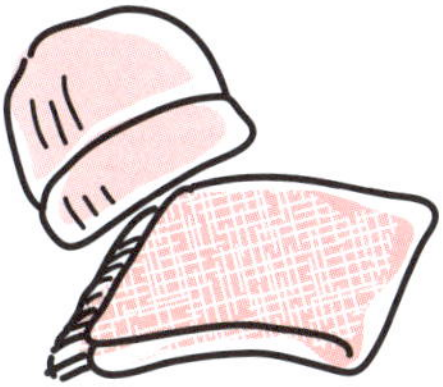

④常温の飲み物

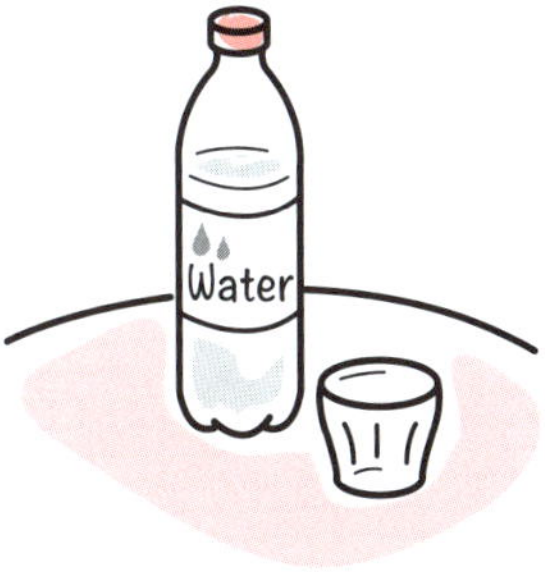

「頭寒足熱」は誤訳だった!?

ここで「温め」に関する、よくある誤解を解いておきたいと思います。

「頭寒足熱」という言葉を聞いたことがあるでしょう。

この言葉は、たくさんの人に「頭を冷やして足を温めると健康になる」と認識されているようです。でも、実はその考え方は間違いです。なぜなら、この言葉は「誤訳」によって定着したものだからです。

「頭寒足熱」は四字熟語なので、一見、中国から伝わった言い伝えのような印象を受けますが、そうではありません。実際、中国の『四庫全書』を調べてみたことがあるのですが、どこにも「頭寒足熱」という言葉はありませんでした。

実は、この言葉は、江戸時代、オランダ語で書かれた医学書を日本語に訳す過程で誤訳されたのではないかといわれています。

スコッチ・ウイスキーの銘柄の一つに「オールド・パー」があります。明治時代にヨーロッパ諸国を視察した岩倉具視遣欧使節団が持ち帰ったとされるウイスキーで、日本人にもなじみのあるウイスキーです。

この瓶に描かれている人物は「トーマス・パー」というイングランド人で、152歳まで生きたという伝説で有名です。

彼に〝長生き〟の秘訣を尋ねたところ、「頭をクール（cool／冷たく）にして、足をウォーム（warm／温かく）にすること」と答えたというのです。

この記述を読んだ当時の日本人は「そうか、長生きのためには頭寒足熱なのだ！」と理解して、それからこの言葉が広まっていったようです。

しかし、「cool」は「冷たい」という意味の他に、「冷静に」「心を安らかに」といった意味もあります。つまり、意味的には「気持ちを穏やかにして足を温めよ」といった感じになるでしょうか。

ご存知のように、江戸時代の日本人にとって、最もなじみのある外国語はオランダ語でした。英語がわからなかった日本人はオランダ語を通じて内容を理解するしかなく、そういった背景からも、うまく意味が伝わらなかったのかもしれません。

いずれにせよ、「トーマス・パー」氏の発言が正しいとするならば、頭を冷たくするのは意味がなく、また、足だけではなく体全体を温めることが大事だということです。

ちなみに、彼のセリフには続きがあって、長生きの秘訣として、

the bowels free（腸を空っぽに）

と語っていたとも伝えられています（※諸説あり）。

「頭寒足熱」という言葉を信じて、冷たい部屋で足元だけを温めながら作業をしている人がいるとすれば、それはあまり意味がないといわざるを得ません。

体を温めるときは一部ではなく、全体を温めることが大事なのです。

血液をしっかり温める　湯たんぽ温熱法

湯たんぽは理想的な暖房器具

では、冷えた体をどのように温めればいいのでしょうか？

最近は、体を温める肌着や靴下など、いわゆる「温活」グッズがたくさん売られるようになってきました。

もちろん、これらも体を温めてくれる便利なグッズです。

けれども、**私は湯たんぽの使用を強くおすすめします。**

湯たんぽというと、世代が上の方には金属製のものがおなじみでしょう。

しかし、今ではマイナーな暖房器具になり、あまり見かけなくなりました。

若い人たちの中には、何をするための道具なのかよく知らないという人もいるといいます。

だからこそ、なぜあえて湯たんぽなのかと不思議に思う方もいらっしゃるでしょう。

実は、体の冷えをとるのに湯たんぽは理想的な道具なのです。

エアコンやストーブなどは身近な暖房器具ですが、温めているのは体ではなく、あくまでも部屋の空気です。ですから、部屋が広ければ広いほど温まりにくく、体温に対する影響という点では効率の悪い温め方です。

また、電気毛布は、皮膚が乾燥しやすくなりますし、電気代もかかります。

温活用の肌着も、どちらかというと「冷やさない」という役割に近く、自分の体温よりも大幅に高い温度の熱を提供してくれるわけではありません。自分の体温が低ければなおさらです。

その点、**熱量が大きく、温めたい場所をダイレクトに温められる湯たんぽは、体を温めるのに最も適した方法といえるのです。**

湯たんぽの圧倒的熱量

熱量でも大きな差が出ます。標準的な電気あんかの1時間あたりの発熱量は2万5000カロリーほど。一方、沸騰したお湯を2L入れた湯たんぽだと、身体を温める熱量は13万カロリーと格段に高くなります。

もちろん、熱量だけを見れば、ガスストーブや石油ストーブの方が高いかもしれません。ただし、先ほどもお伝えした通り、どちらも部屋の空気を温めるものですから、体に密着させることはできません。そういった意味でも、高い熱で体を効率よく温められる湯たんぽがベストなのです。

湯たんぽの正しい選び方

では、どんな湯たんぽを選べばいいのでしょうか？

最近は電子レンジで簡単に温められる湯たんぽが販売されていますが、私はお湯を入れるタイプの、昔ながらの湯たんぽをおすすめします。

理由はいくつかあります。

まずは、温かさの持続時間。

お湯を入れる湯たんぽは、高い温度が長時間キープされます。これは、水が熱を保持する能力が高いためです。一方、電子レンジで温めるタイプの湯たんぽは熱量が少なく短時間で温度が下がってしまうため、温かさがあまり持続しません。

また、お湯を入れる湯たんぽは、温度調節がしやすいという利点があります。

高い温度は苦手だという人もいるでしょう。あるいは、いくら寒くても、体が高温を受けつけないという方もいらっしゃるかもしれません。

その点、お湯を入れるタイプの湯たんぽは、お湯の温度を変えることで、温かさを調整することができます。湯たんぽが熱すぎるときは、湯たんぽカバーの中にタオルを入れたり、湯たんぽそのものをバスタオルでくるむとよいでしょう。

一方、カイロや電子レンジで温める湯たんぽでは温度調整が難しく、思ったような温かさにならないことがあります。

なお、お湯の量として、私はいつも2Lが理想だとお伝えしています。熱の持続を考えると、この分量が最適量です。

しかし、この本を読まれているのは、多くがシニアの方々でしょう。

2Lの熱湯を扱うことを考えると、安全性の面で不安に思う方が多いかもしれません。2Lというのはあくまで理想の量なので、まずは安全に、長く続けられる方法で体を温めてみてください。

湯たんぽでどう温めるのか

では、湯たんぽを使って、どこをどのように温めればいいのでしょうか？

まずは、**お腹、おしり、太もも、二の腕の4カ所を温めることをおすすめします。**

手足が冷たくなっている人は、指先やつま先が冷たくなるので、ついつい末端の部分に湯たんぽを当てて温めようとします。

しかし、これはあまり効果的ではありません。手先や足先は血管（動脈）が細く、流れている血流も少ないので、ごくわずかな量の血液しか温まらないのです。

また、せっかく手先や足先を温めても、他の部分が冷えたままだと、温まった血液が冷たいところを通って、冷えたまま心臓に戻ってきてしまうのです。

これでは、いつまでたっても体が温まりません。

体全体を効率よく温めるには、血液のタンク、つまり、血流の多い部分を温めてあげましょう。

血流が多い場所というのは体の中でも限られています。

まずは腹式呼吸やマッサージのところでふれたお腹。そして太もも、おしり。上半身だと二の腕です。二の腕は力こぶを出す方とは反対側を温めてください。

加熱時間は3~10分が目安です。

最初は冷えた部分がじんわり温かくなって、気持ちよく感じます。しばらくして「あと5分もしたら汗をかきそうだな」と感じたら、湯たんぽを移動させてください。我慢して同じところにずっと当て続ける必要はありません。

汗をかくと、冷えたときにかえって熱が奪われてしまうので（気化熱）、どんどん位置を変えるのがコツです。

温める４つの部位

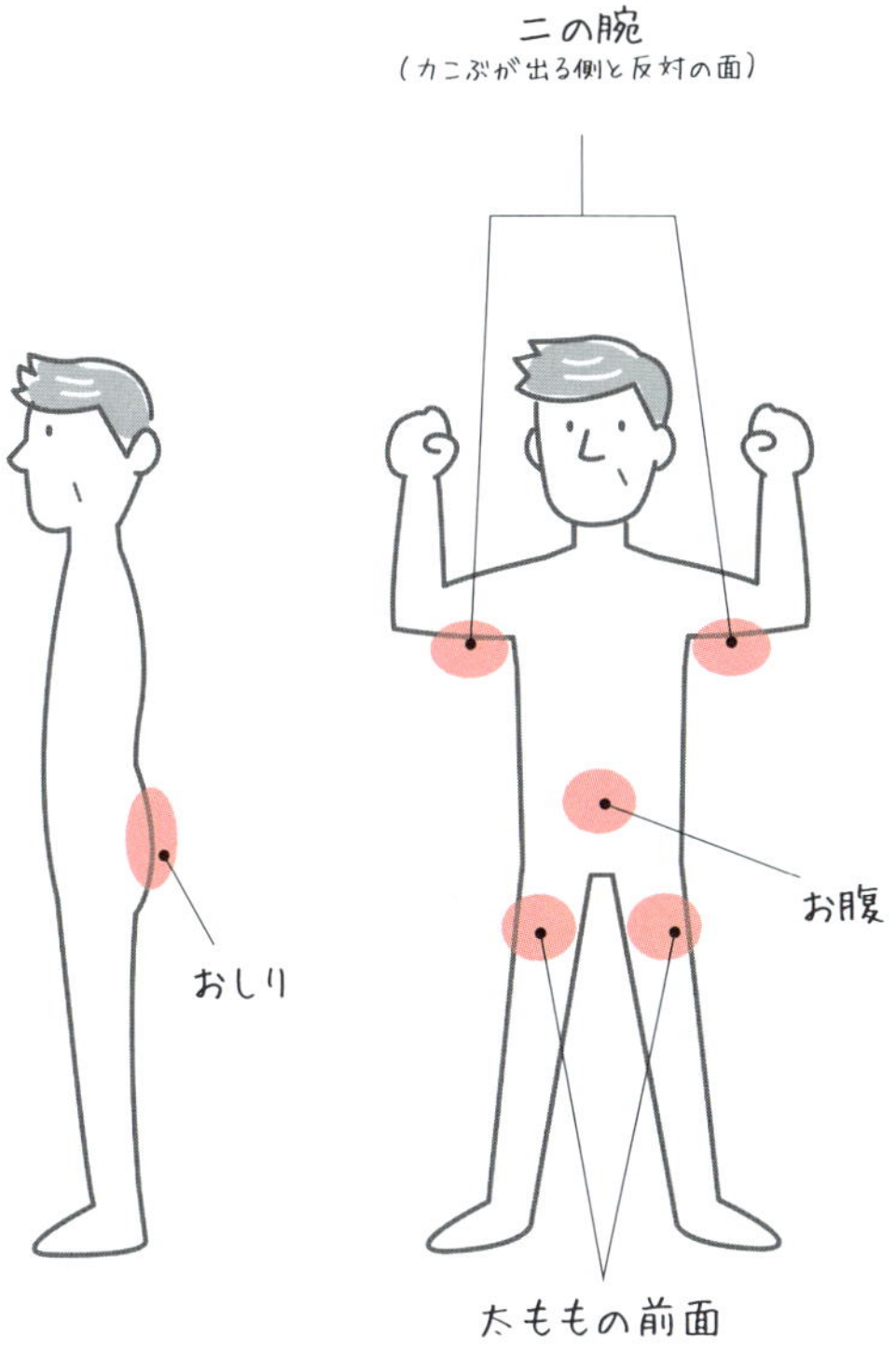

温める順番は、湯たんぽを①お腹で抱える→②太ももにのせる→③イスの背に置く（おしりを温めるためになるべく下の方に）。なお、二の腕の温め方については第５章参照。

外出先の冷えはカイロで温める

いくら湯たんぽで温める方法がベストだといっても、外出時も持ち歩くわけにはいきません。そんなときに便利なのはカイロです。

ここでは、そんなカイロの効果的な使い方を紹介します。

最近では、衣服に貼るタイプのカイロが販売されています。なかには地肌に直接貼れる「直貼カイロ」などもあるようです。

しかし、**私の考えでは、カイロは貼らずに使うのがベストです。**貼るタイプでは場所が固定されてしまうので、温めすぎが起きてしまうからです。

小さめのカイロをポケットなどに入れて持ち歩き、時々場所を入れ替えるとよいでしょう。腹巻に入れて、時々当てる場所を移動させて使うのもおすすめです。

当てる場所は、湯たんぽと同じ。

筋肉が大きくて熱の吸収がよいお腹や太もも、おしり、二の腕です。

また、カイロを使う場合にとくに重点的に温める部位があります。まずは耳。耳の穴周辺と耳の裏側を温めます。

次は首スジです。Ｐ１２１で刺激する部位を温めてください。これらを実行すると急速に体が温まるのが実感できるでしょう。


もっとも、せっかくカイロを使っていても熱が逃げるような服装では意味がありません。肌着は体温から出る熱を外に逃さず、汗をしっかり吸う素材がベスト。２枚目、３枚目は空気をたくさん含んで、熱を逃さないものを選びましょう。

体の芯まで温まる　班目式入浴法

冷えを解消するのにぜひ有効活用していただきたいのは、お風呂です。基本はシャワーではなく、しっかり湯船につかること。加えて、これから解説するポイントを取り入れていただくと、さらに保温効果が高まります。

入浴前にドライヤーで体を温める

まずは、体の冷えた部分を温めてから入りましょう。

ここでも湯たんぽを使うといいのですが、お湯が沸くのを待っていられないという場合もあるでしょう。**そんなときにおすすめしたいのがドライヤーです。**

入浴前にドライヤーで加熱してください。温める場所はお腹やおしりなど。

入浴前の温めはドライヤーで

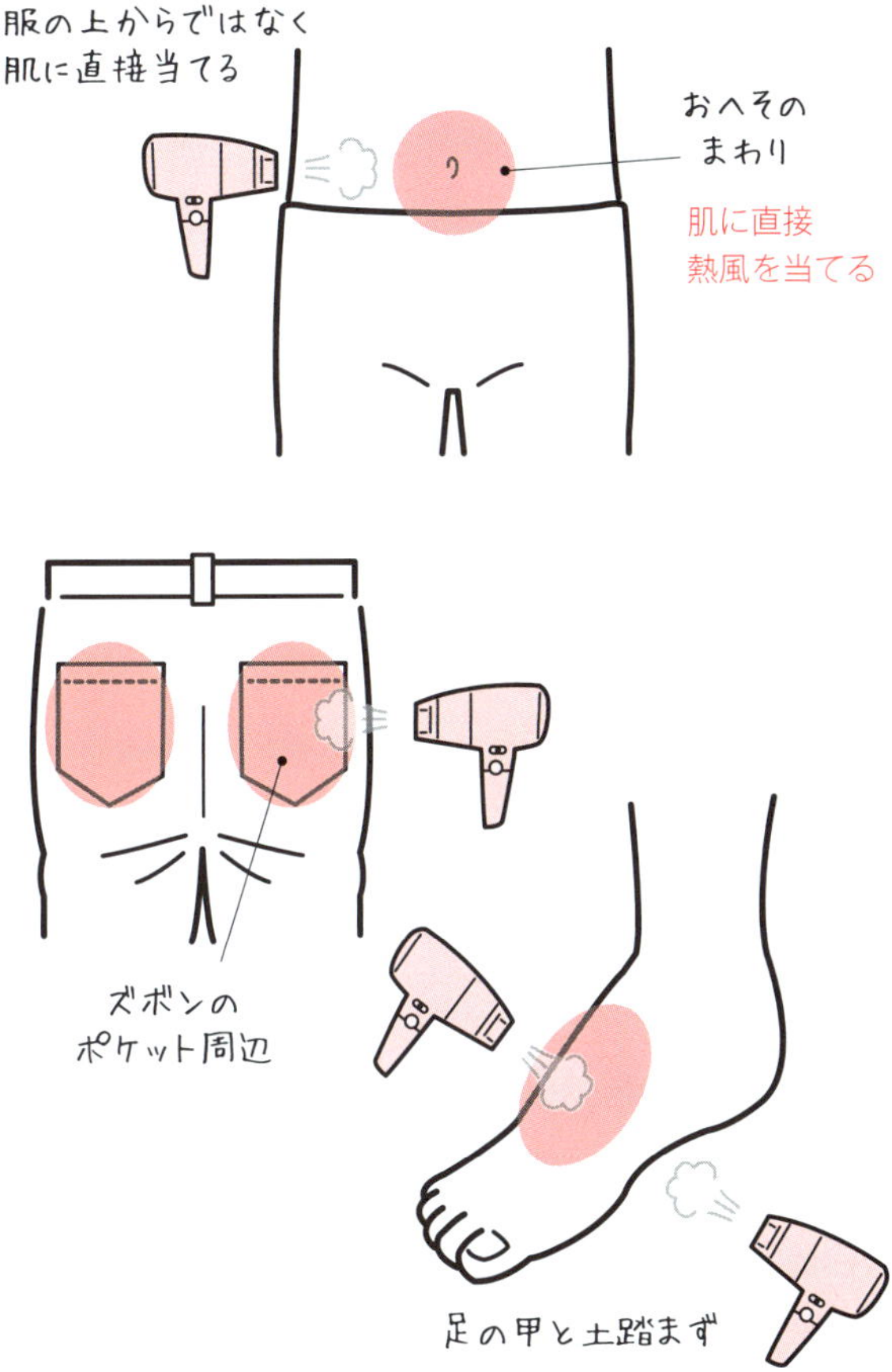

足先が冷えている場合は、足先も温めましょう。

先ほど「足先は細い動脈しかないので温めてもあまり効果がない」と書きましたが、これは部屋や外出先で体を温める場合です。入浴前に足先を温めるのは、温熱効果がよりいっそう高まるのでおすすめです。


ドライヤーでの温め方にはコツがあります。

熱風が分散しないよう、皮膚から10㎝くらい離れたところから、1カ所を集中的に加熱します。髪の毛を乾かすときのようにドライヤーを動かすのではなく、固定したまま風を当てます。この状態で「熱い」と感じたら終了です。冷えている場合はさらに時間が必要となります。加熱するのは皮膚が「熱い」と感じることを目安にしてください。

長時間熱風を当て続けるとやけどをしますので、くれぐれもご注意ください。

「死海の塩」で温熱効果を高める

全身を洗い終えたら、湯船にしっかりつかって体を温めます。

このとき、**「死海の塩」を使うと温め効果が高まります。**

死海の塩は、塩化マグネシウムを含むミネラルが豊富な天然塩で、お風呂に入れるだけで温泉のような効果があり、汗が止まらないくらいに温まります。

インターネットやドラッグストア、自然食品を扱っているお店などで手に入りますから、興味がある方は探してみてください。

夏は38℃のぬるま湯に入る

夏の入浴法にもコツがあります。

夏場はシャワーだけで済ませてしまう人が多いと思いますが、できれば湯船にきちんとつかってください。むしろ、夏はクーラーなどで体が冷えていることが多いので、冬以上に湯船にしっかりつかっていただきたいくらいです。

温度は低めで構いません。

38℃以上であれば副交感神経を刺激できるので、ぬるいと感じる程度のお湯につかりましょう。低い温度でジンワリ体を温めることで、自律神経が整います。

水シャワーで汗腺を引き締める

夏場の入浴で困るのが、湯上がりにいつまでも汗が引かないことです。

せっかく湯船で体を温めても、汗が引かないままクーラーの効いた部屋に行くと、汗が乾くときに体の表面が冷たくなってしまいます。

そうならないために、私は**お風呂から上がるときに「水シャワー」を浴びて出ることをおすすめしています。**

真夏は水もあまり冷たくないのですが、無理に冷たい水を浴びる必要はありません。お風呂のお湯より冷たいものを体にかけてあげると汗腺が引き締まるので、汗が引きやすくなるのです。

「逆に体が冷えるのでは？」と思うかもしれませんが、一度やってみると、湯上がりに体の芯がじんわり温まっているのが実感できると思います。

ポイントは後頭部に水をかけること。一般的に、熱は煙と同じように上に上がってくる傾向があるので、体の上部を冷やすと効果的です。また、後頭部にかけると首→背中→腰と全身に水が流れるので、効率よく冷えるという利点もあります。

熟睡を約束する　湯たんぽ睡眠法

冷え性の人はなぜ眠りが浅い？

最後に睡眠中の湯たんぽの活用法についてふれておきましょう。
なぜ、寝る前や寝ている間に湯たんぽで体を温めることが必要なのでしょう？
その理由は、体温が低いままだと睡眠の質がガクンと落ちるからです。

日中、私たちの体は交感神経が優位になっていて、さまざまな活動に対応するために、体温が高く保たれています。一方、夜になると、副交感神経が優位になり、体はたまった熱を放出しようとします。
本来なら、この切り替えが休息のサインになって、深い眠りが訪れます。

ところが、**冷え性の人はずっと体温が低いままなので、切り替えのスイッチがうまく入りません。**

体温の変化が少ないので、体がこれ以上熱を下げないようにするのです。これは体の防御機能が働いている状態ですから、交感神経が優位なままになり、寝つけなかったり眠りが浅かったりと、十分な睡眠が得られなくなるのです。

ぐっすり眠りたければ、湯たんぽでしっかりと体を温めましょう。

就寝時、湯たんぽでどこを温める？

眠りにつくとき、私たちの体温はどのように変化するのでしょうか。まず腹部の温度が上昇し、温まった血液が手足に流れます。そして、冷たかった手足が温まると、腹部の温度が下がります。このときに、私たちは眠りに落ちていくのです。つまり、スムーズに眠るためにはこの温まり方を再現すればよいのです。

まず、入浴前に体の各所を温めた湯たんぽは、あらかじめ布団の中に入れておきます。寝るときにおしりが当たる場所に置いておきましょう。

いざ寝るときは、湯たんぽをお腹の上にのせます。ある程度温まったら鼠径《そけい》部付近に移動。次に太ももに当てます。このあたりで多くの方は眠気を感じるはずですが、それでも眠れないときは二の腕を温めます。

なお、布団の中は閉鎖空間になりますので、温度が上がりすぎて寝つけないという場合は湯たんぽをバスタオルでくるむなど工夫してみてください。

第5章

血圧を
自力で下げる
トレーニング

トレーニング①
座ったままジョギング

イスに座ったままの姿勢でジョギングをしましょう。

実際にジョギングをするようにゆっくり足を上げ、ゆっくり下ろします。

足だけでなく、手も動かすのがポイントです。

「ひざが痛くて足を上げるのがつらい」という方もいらっしゃるでしょう。

そういう場合は、腕だけを大きく動かす（振る）だけでも構いません。

このトレーニングで内臓に血液が流れやすくなります。

また、足は無理に高く上げる必要はありません。目安は10㎝程度（人差し指の長さ）。はじめは1回のトレーニングにつき、10回程度で試してみてください。

慣れてきたら回数を増やしましょう。

ひざからおしりにかけては
体の中で最も
筋肉の量が多い場所。
そこに負荷をかけることに
意味がある

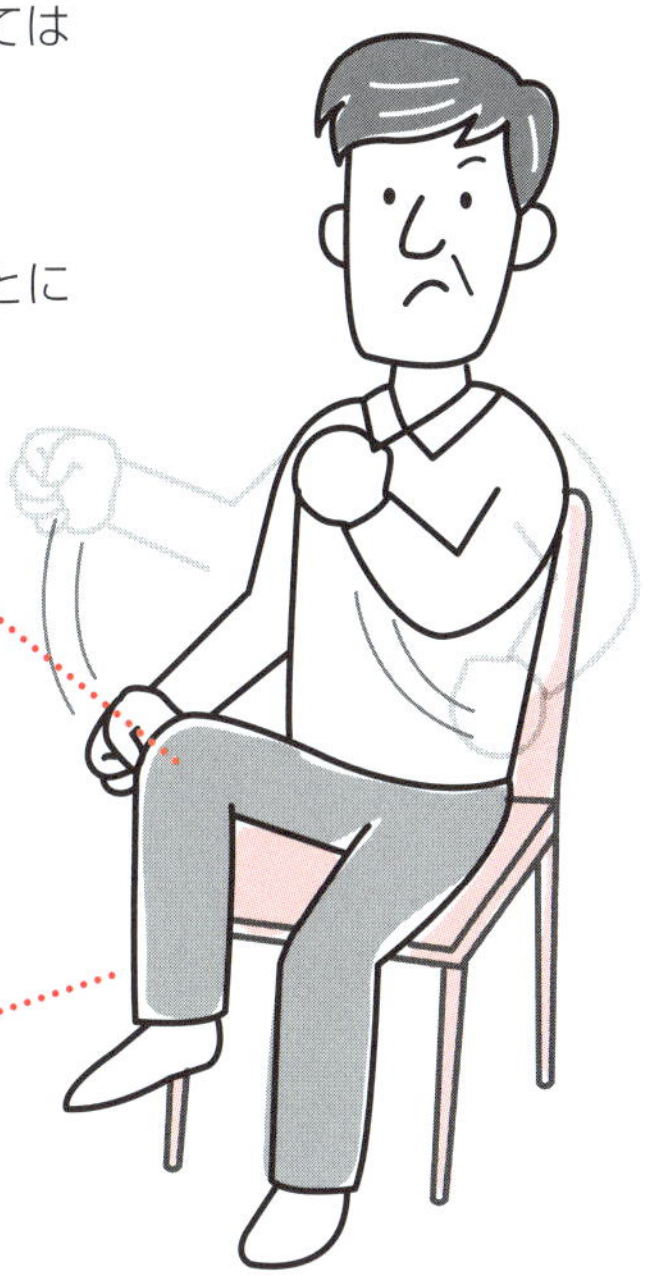

足を上げたら
ゆっくりと下ろす。
この動作を行うことで
筋肉がつきやすくなる

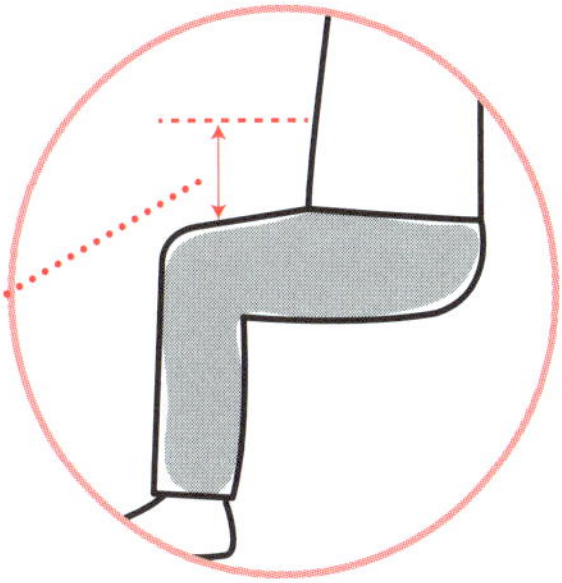

足は 10cm 程度
上げるだけで OK

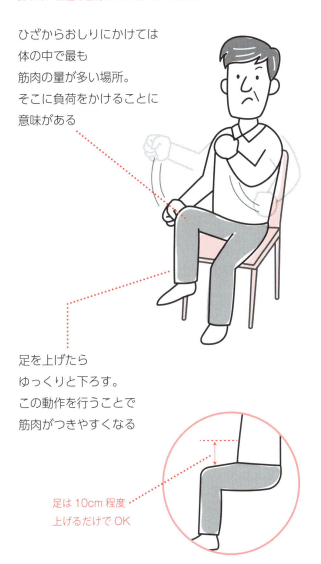

トレーニング②

ひじまる泳ぎ

えり元をつかんで、腕の動きだけで水泳のマネをします。

最初はバタフライです。体の中心で腕をそろえ、両ひじを横に広げながら、後ろから前にグルリと回し、体の中心でひじを合わせるようにします。猫背にならないよう背筋を伸ばすのがコツ。

次は、背泳ぎです。腕を曲げたまま遠くまで伸ばすようなイメージで、左右で互い違いになるように前から後ろに回してください。

次の平泳ぎはバタフライとは逆。前から後ろに腕を回します。また、最後の自由形は背泳ぎとは逆で、後ろから前にひじを動かします。まずは左右5回ずつやってみましょう。このトレーニングは肩こりの改善に効果的です。

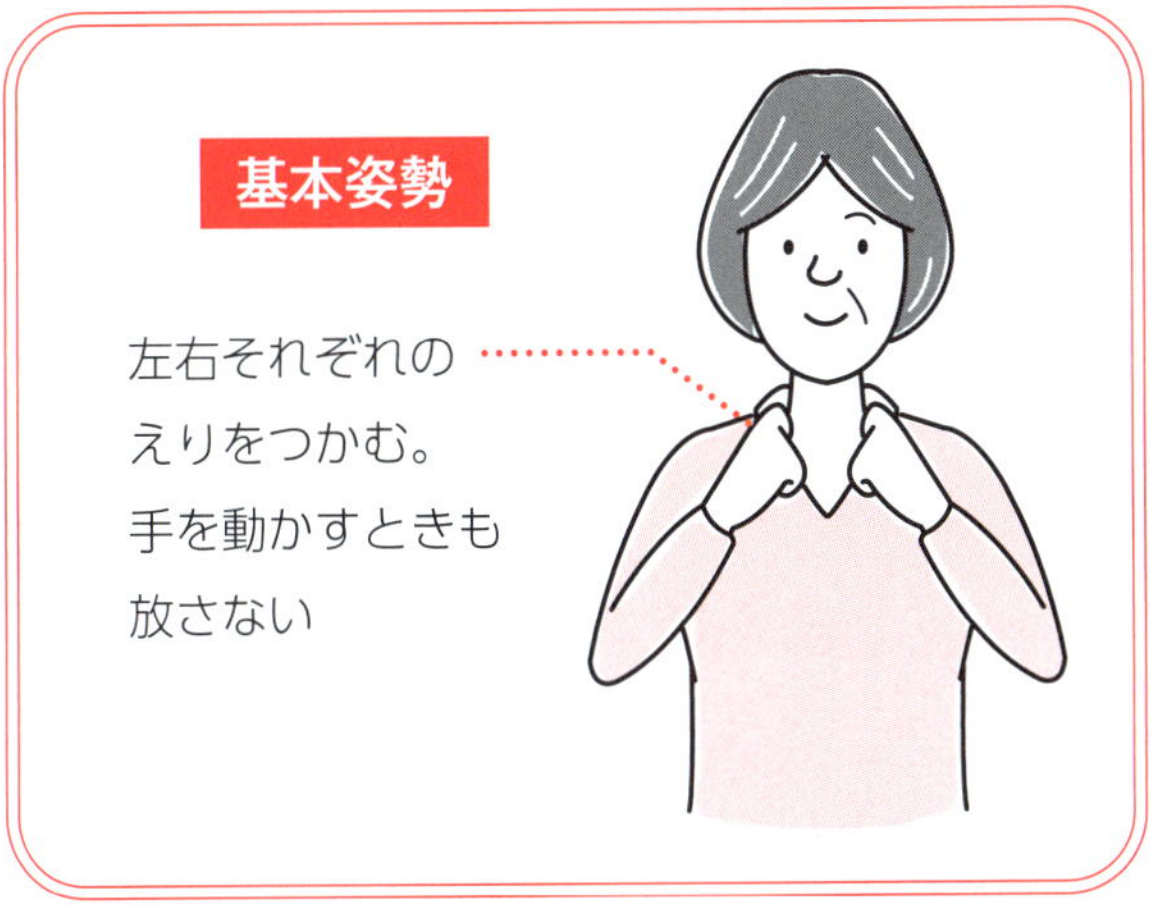
基本姿勢
左右それぞれの
えりをつかむ。
手を動かすときも
放さない

バタフライ

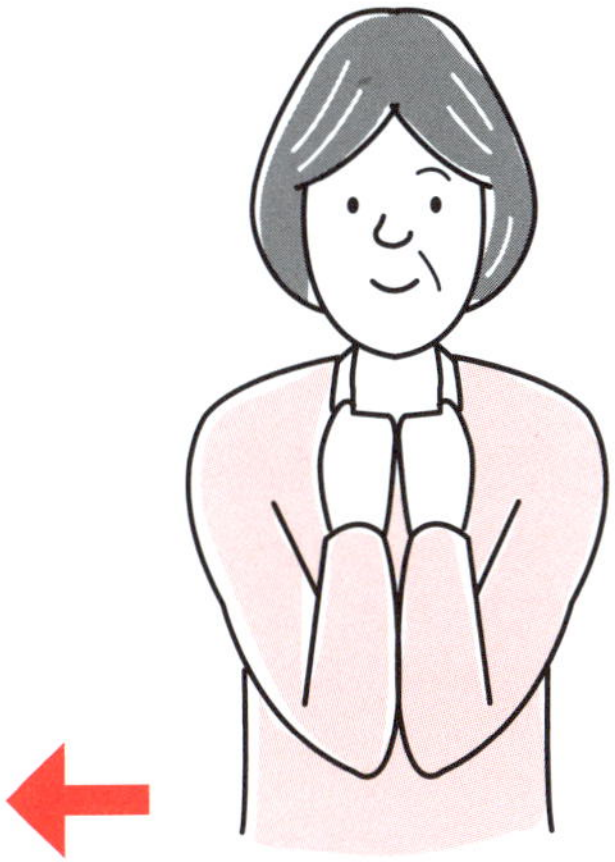

①えりをつかんだまま
ひじを体の前で
そろえる

バタフライ

② 両ひじを横に広げながら
肩の関節を後ろから
前に大きく回転させる

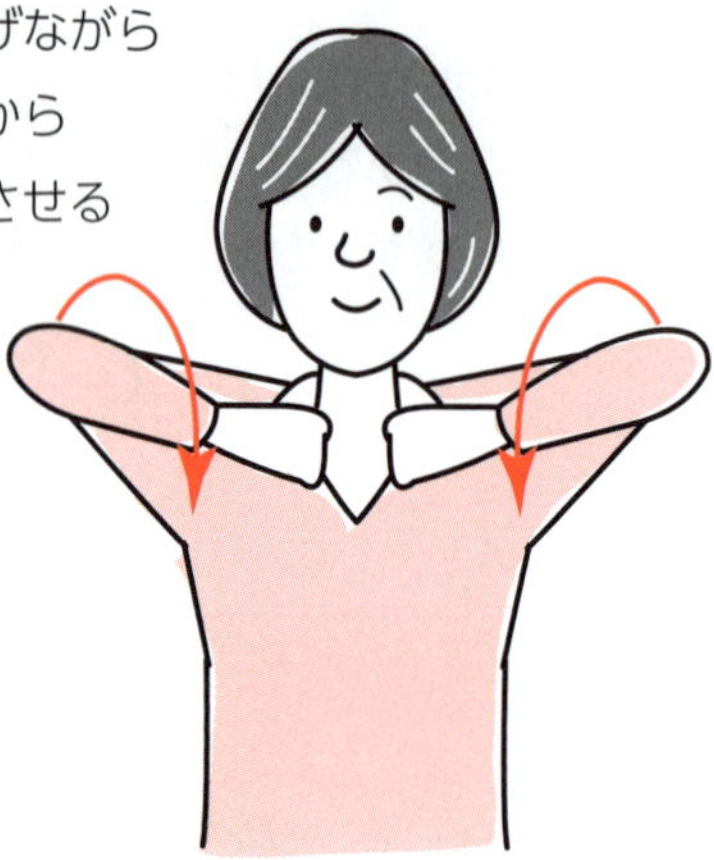

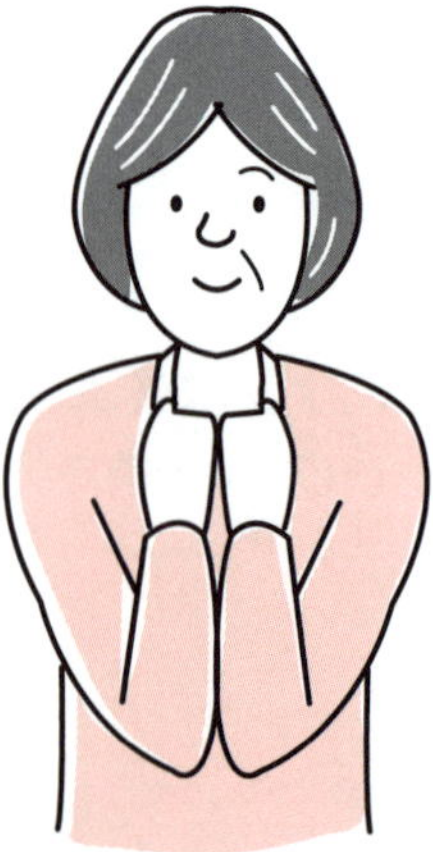

③ 胸の前で左右のひじが
しっかりとふれるように。
左の図で示した体の中心
（正中線）を意識する

背泳ぎ

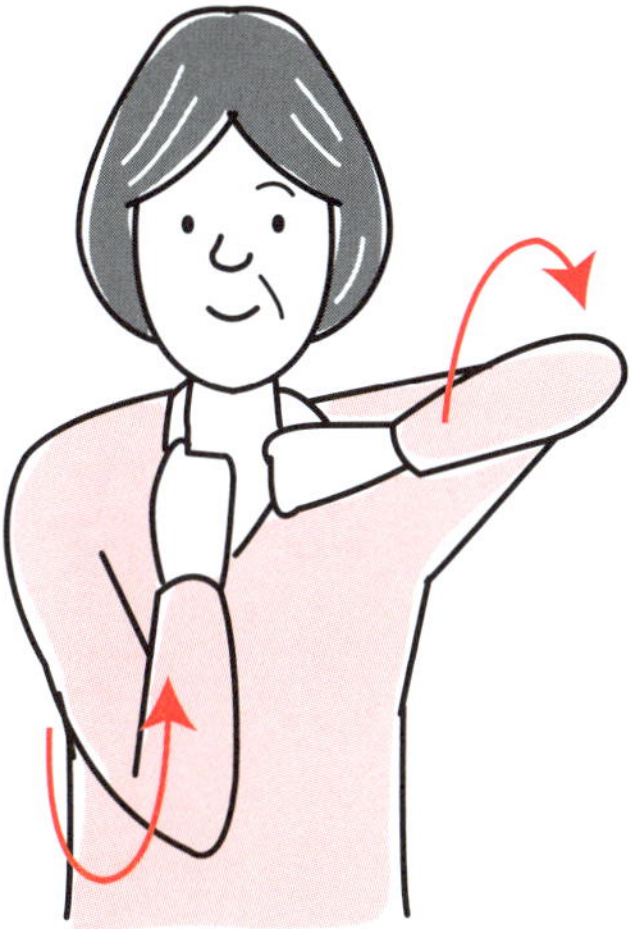
ひじを正中線から
後ろに大きく回す
（右と左を交互に）。
体を大きくねじるように
肩を回転させると
より多くの筋肉が動く

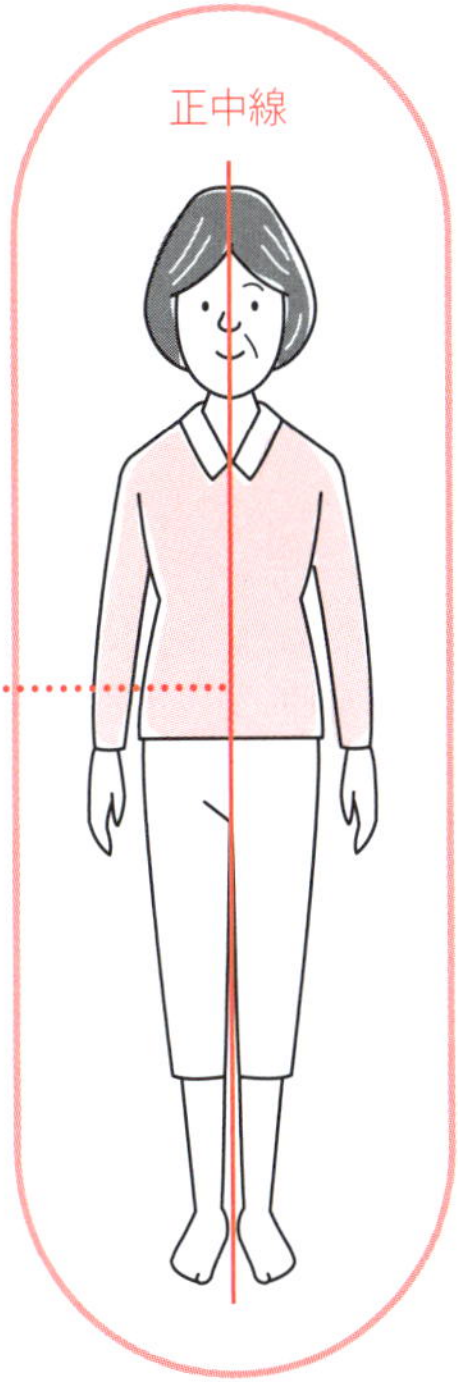
正中線
体の中心（正中線）を
意識する

自由形は背泳ぎとは逆に、
平泳ぎはバタフライと逆
に腕を回す

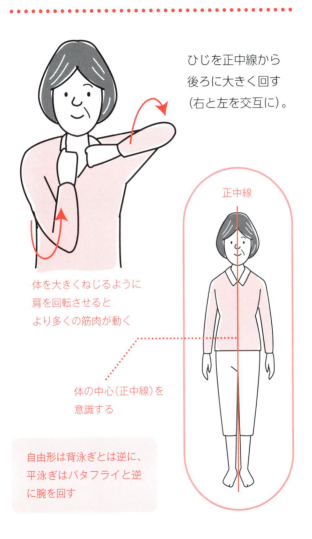

トレーニング③

ラップの芯の上げ下げ運動

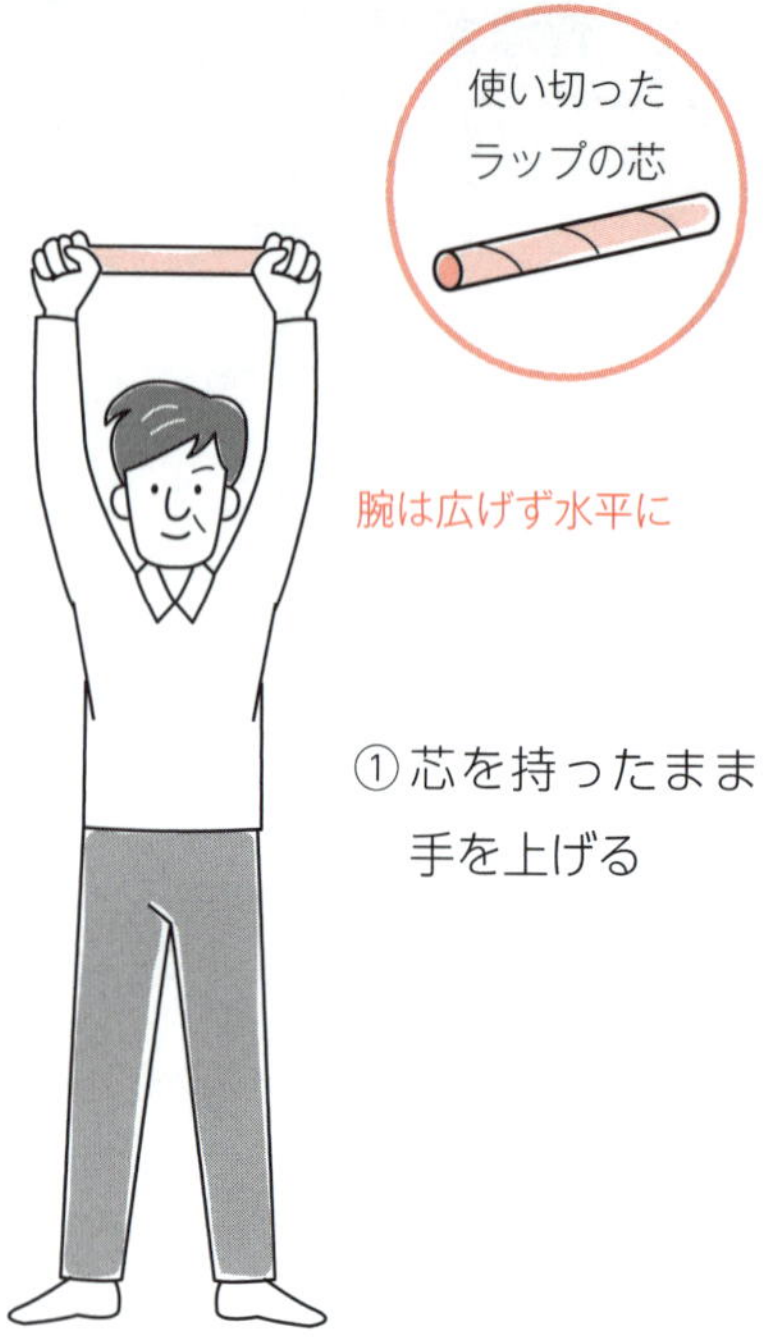
使い切った
ラップの芯
腕は広げず水平に
① 芯を持ったまま
手を上げる

ご家庭にある道具を使ったトレーニングをご紹介します。

ラップを使い切った後の芯を両手で握ったまま、上げ下げしてください。

何度か繰り返すことで、背中、肩、肩甲骨の硬くなった筋肉がほぐれます。

②①の姿勢で両腕を上げ下げ。この動作を10回繰り返すと、少しずつ上半身のコリがほぐれていく

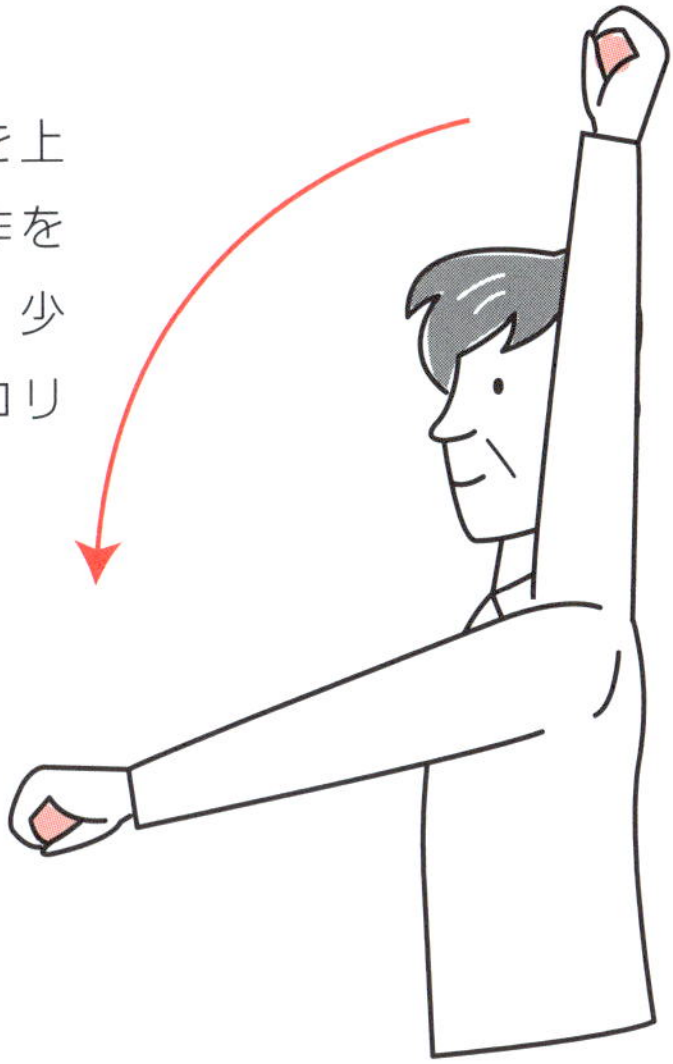

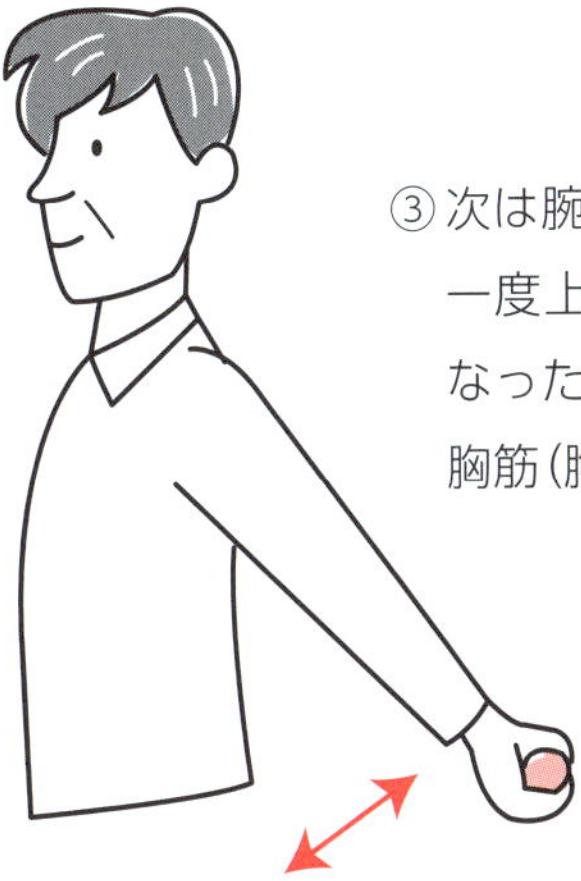

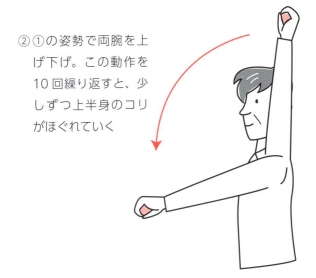

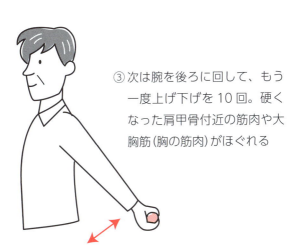

③次は腕を後ろに回して、もう一度上げ下げを10回。硬くなった肩甲骨付近の筋肉や大胸筋（胸の筋肉）がほぐれる

④ 今度は①の姿勢のまま
体を横に倒して元に戻す。
この動作を
左右5回ずつ
行う

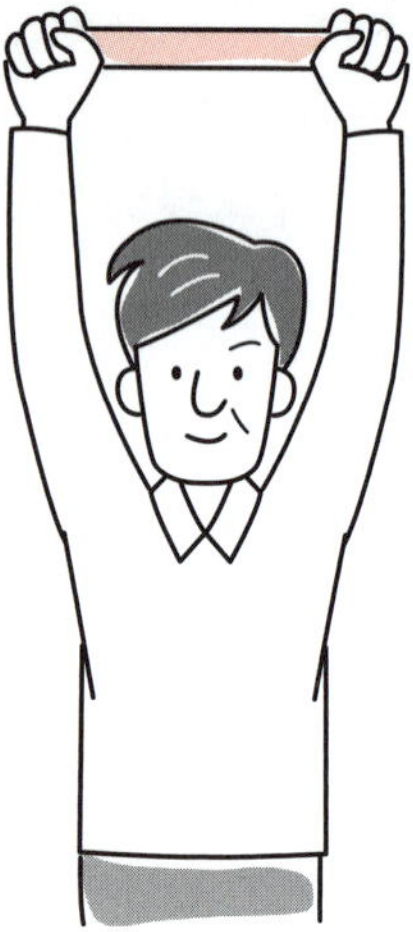

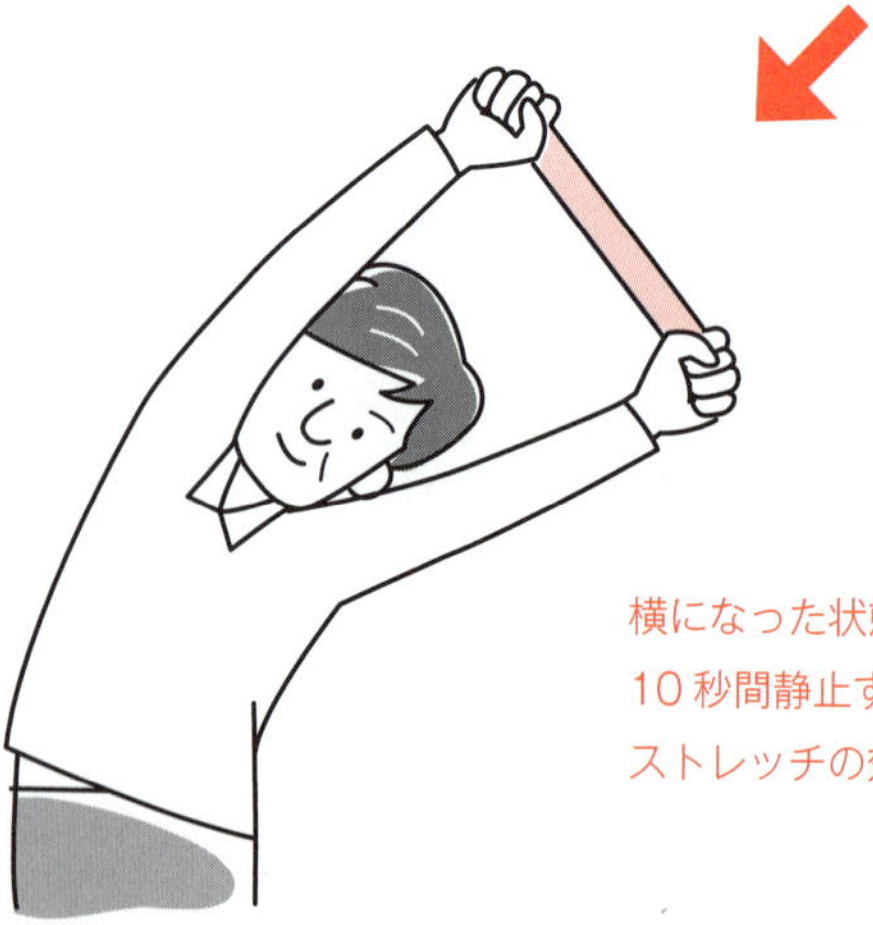

横になった状態で
10秒間静止すると
ストレッチの効果大

トレーニング④ つま先立ち

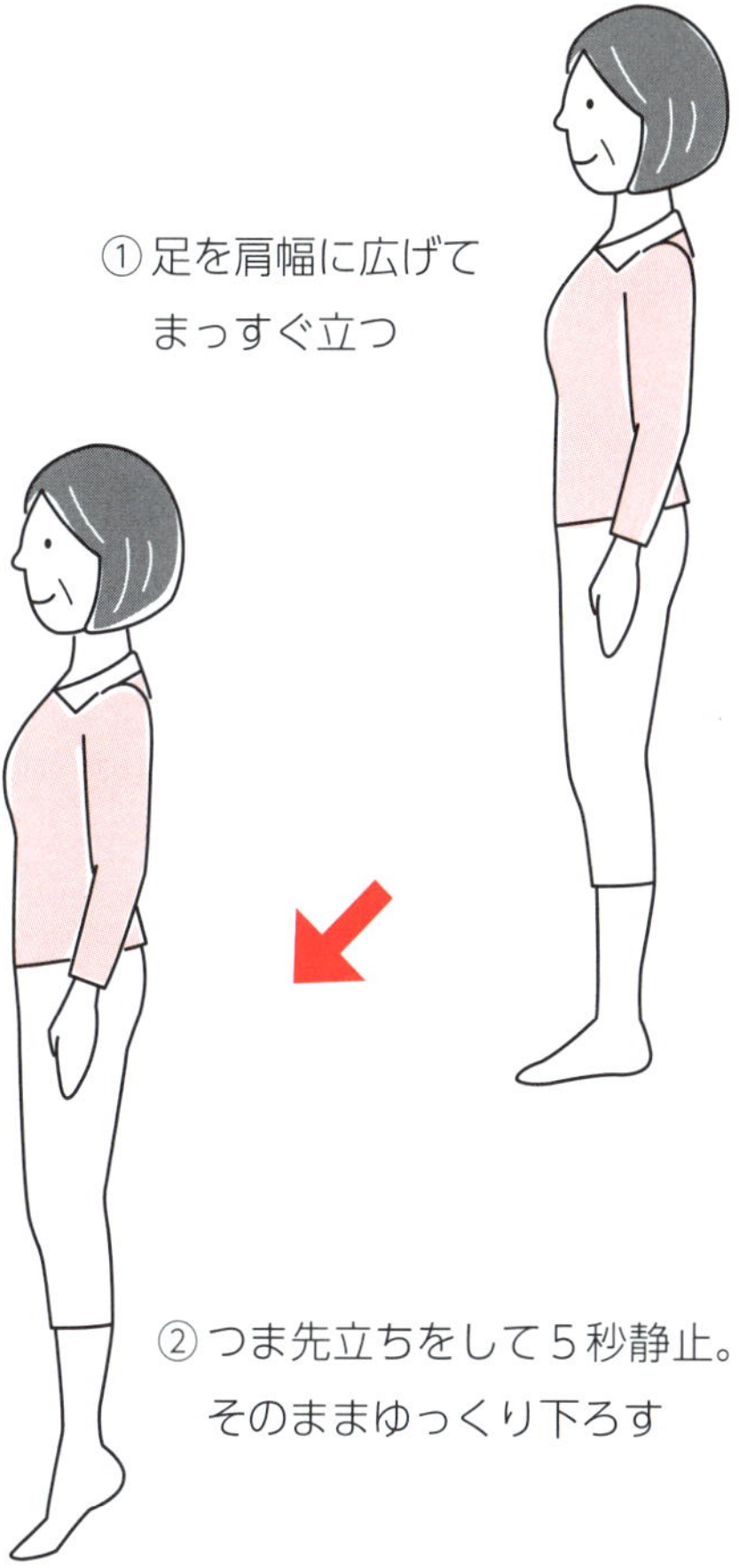
① 足を肩幅に広げて
まっすぐ立つ
② つま先立ちをして５秒静止。
そのままゆっくり下ろす

ふくらはぎの筋肉を使うことで、体の末端の組織にまで血液が流れるようになる。イスに座りながらやってもOK。

トレーニング⑤ 足もみ・腸もみ

足もみ

足をもむことで
血流の停滞を防ぎます。

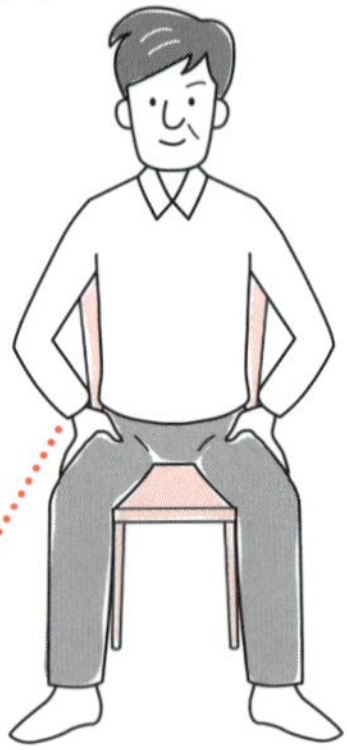

イスに座った状態で太ももを手のひらでつかみ、やや強めに10回もむ

1回もむと約200ccの血液が流れる

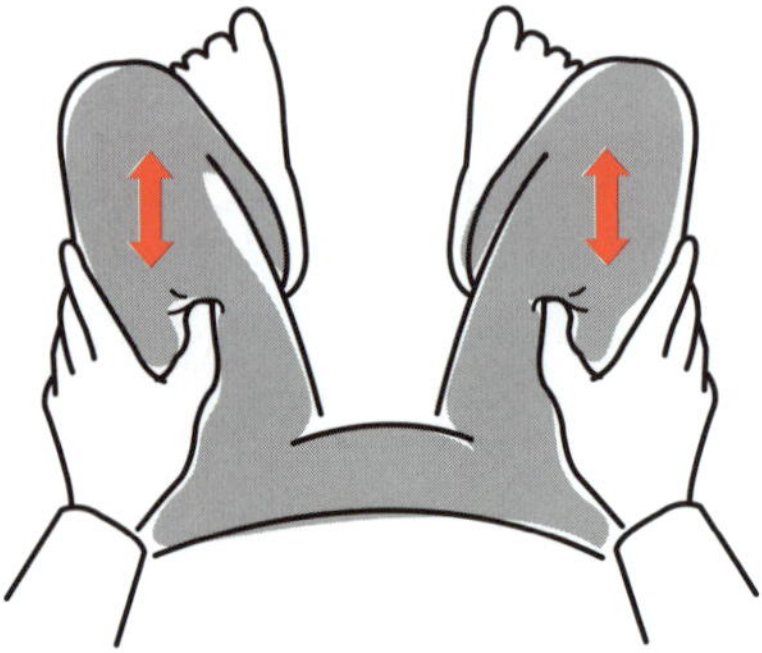

腸もみ

①仰向けに寝た状態で
お腹の力を抜く

②左右の手のひらをおへその両側(腹)に当てておへそを中心に上下に圧迫する動作を繰り返す。手首側、指先側、交互に力を入れる

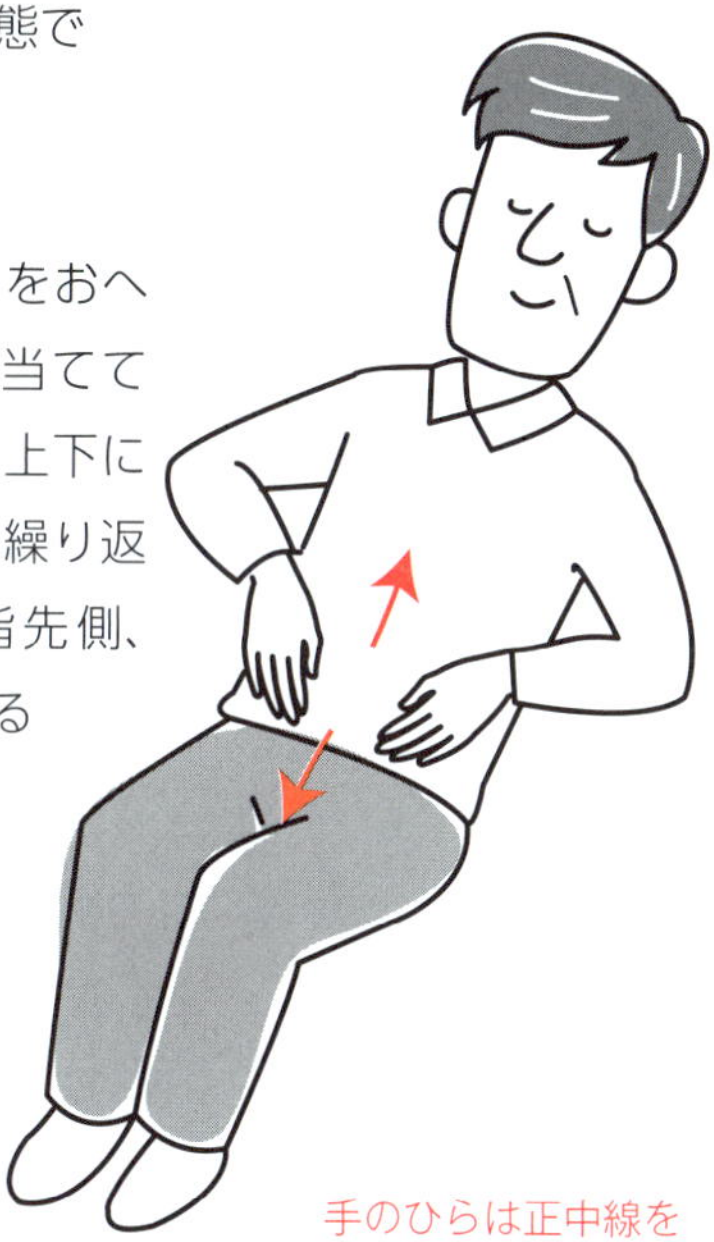

腸は折れ曲がっているため血流が滞りやすい。

手のひらは正中線をはさんで平行に置く

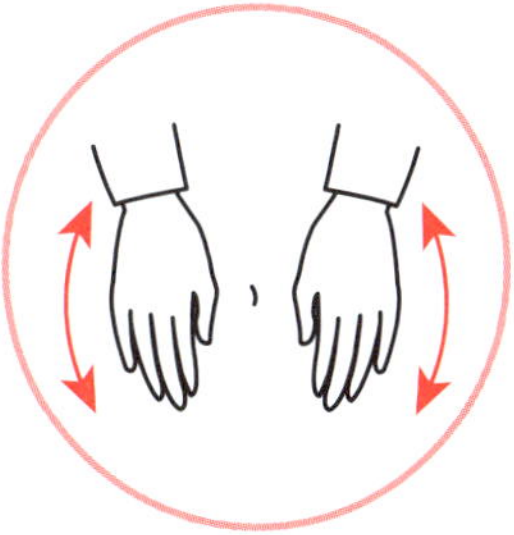

トレーニング⑥
耳もみ・腕もみ

耳もみ

①親指と人差し指でつまむようにして耳(耳介)を折り曲げる

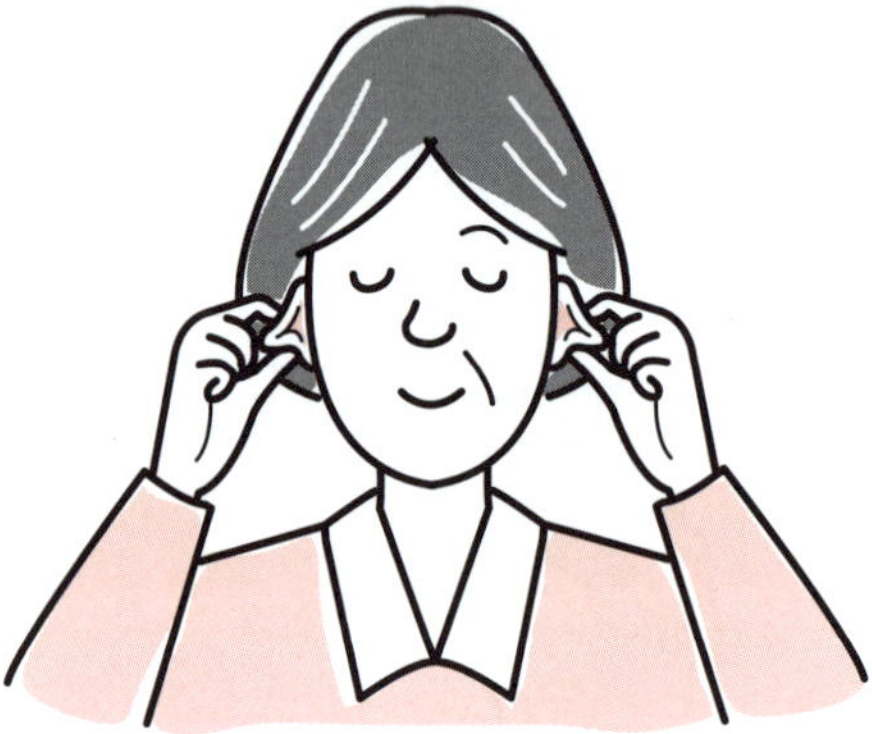

②痛くない程度に軽くもみほぐす。ひっぱったり、ねじったりして変化をつける

③耳には内臓を支配している迷走神経が広く分布している。しっかりもむことで内臓の機能がよくなる

腕もみ

① 二の腕をもう片方の腕で軽くつかむ（力こぶが出る場所とその反対側をはさむように）

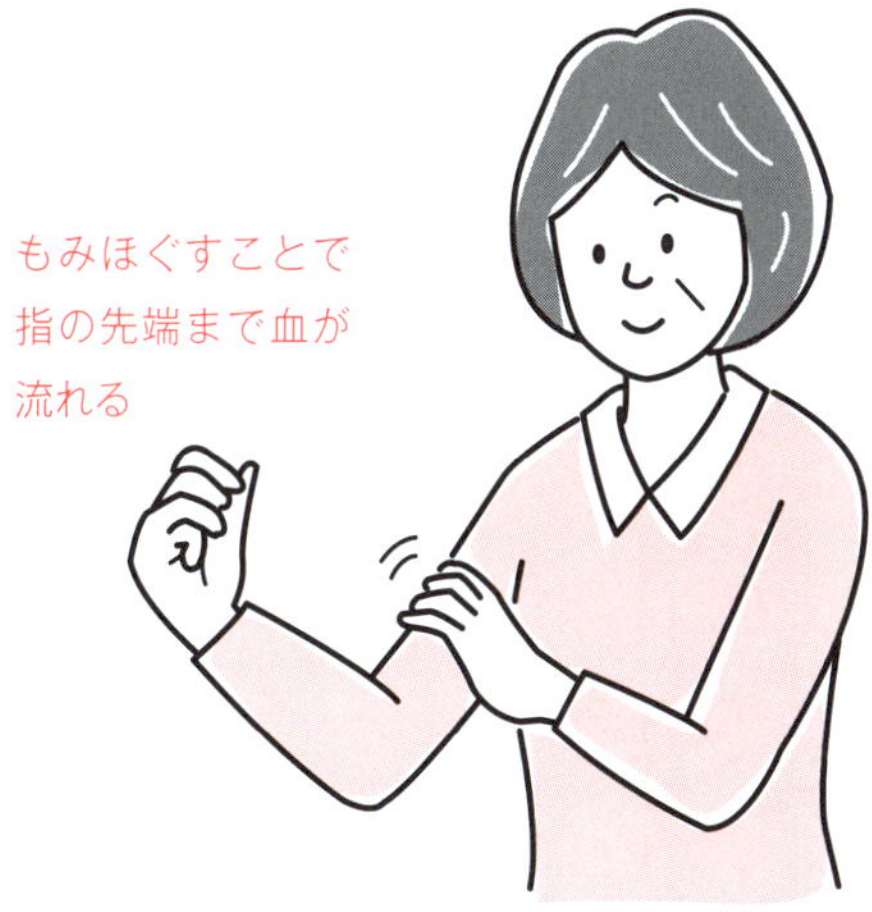
もみほぐすことで
指の先端まで血が
流れる

② 上下に少しずつ手を移動させながらもみほぐしていく（力を入れすぎて痛くならないように）

トレーニング⑦
タオルグリップ

① ４つ折りにしたタオルを巻いて
筒状にする

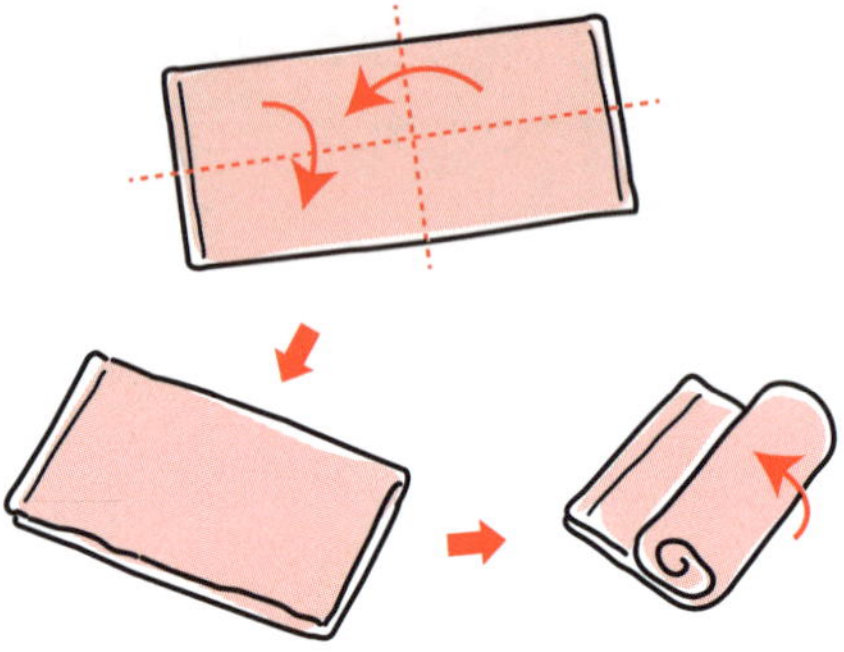

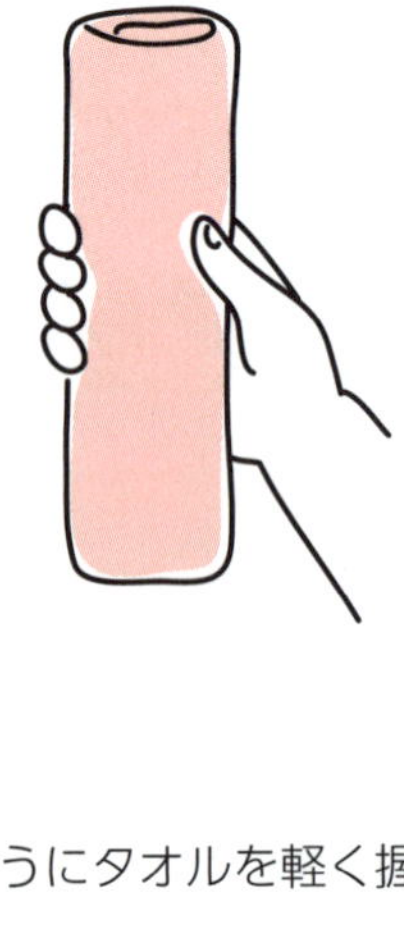

② 図のようにタオルを軽く握る

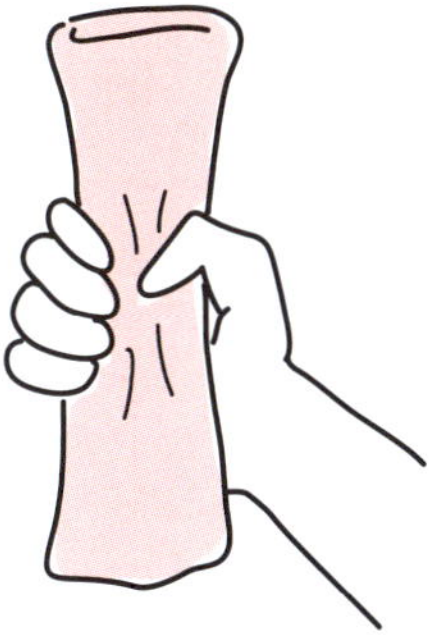

③タオルが軽く変形する程度に握り、
その状態をキープ（30秒）

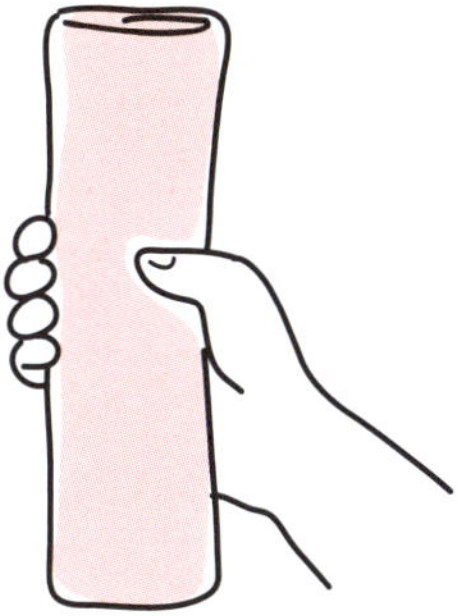

④力を抜いて30秒休憩。これを３回行う。
終わったら反対の手で同じ動作をする

二の腕の温め

朝

朝起きたら二の腕の後ろ側を湯たんぽで温める。

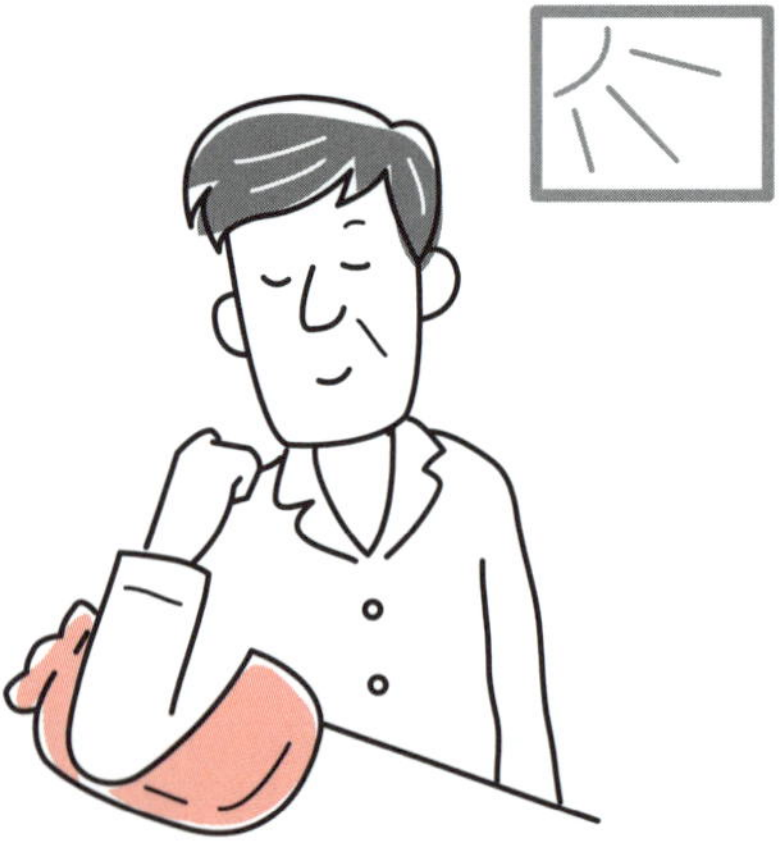

指の先端まで血液が流れやすくなるので上半身の冷えが解消される。

朝食前の歯みがき

寝ている間に口の中の細菌が増えるため、交感神経が優位になる。歯みがきをすると副交感神経が優位になり、自律神経が整えられる。

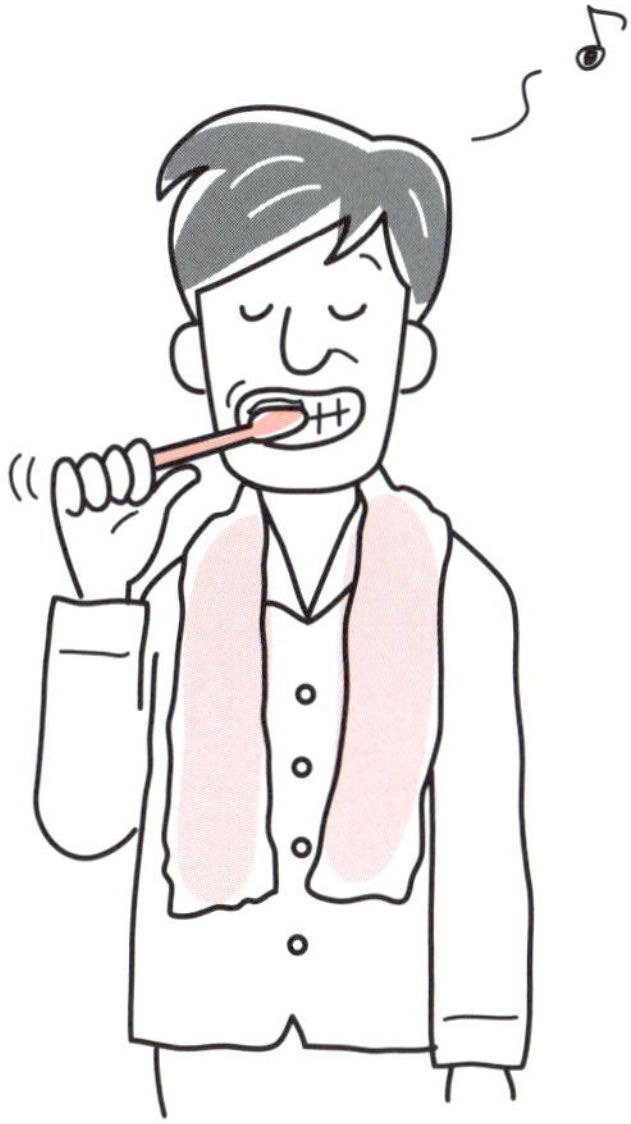

歯みがきをしないと食事の際に細菌ごと飲み込むことになり不衛生。

ツボの刺激

昼

ひざの外側にある「でっぱり」から指2本分の場所にあるツボ（梁丘：りょうきゅう）をグリグリと刺激する。

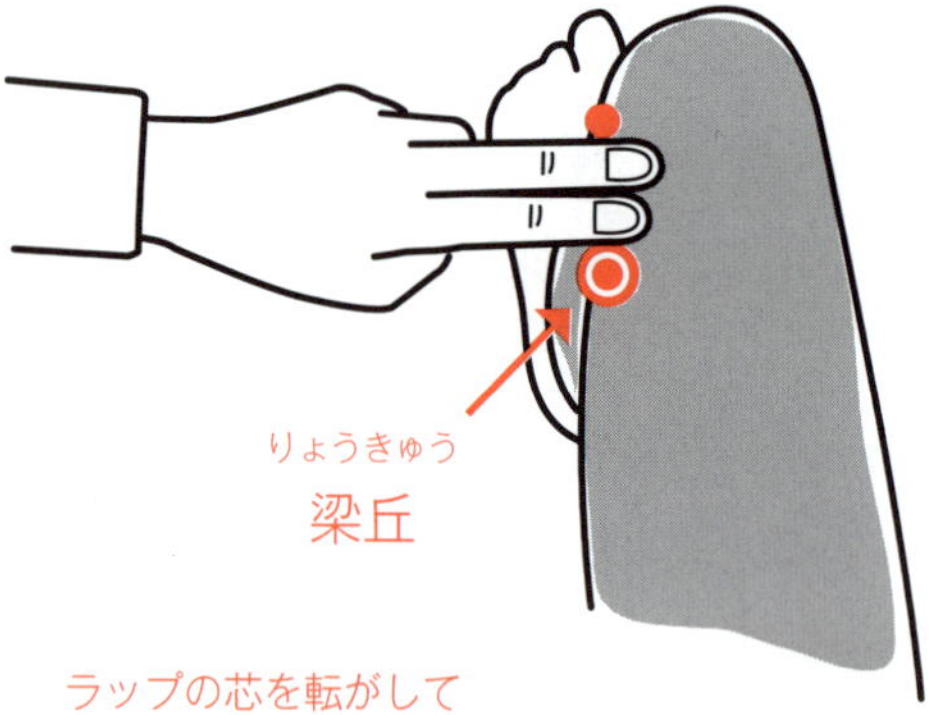
梁丘《りょうきゅう》
ラップの芯を転がして
刺激してもいい

このツボを押すことで腹筋と背筋、体幹の筋肉の緊張がゆるむ。

湯たんぽを使った太ももの温め

夜

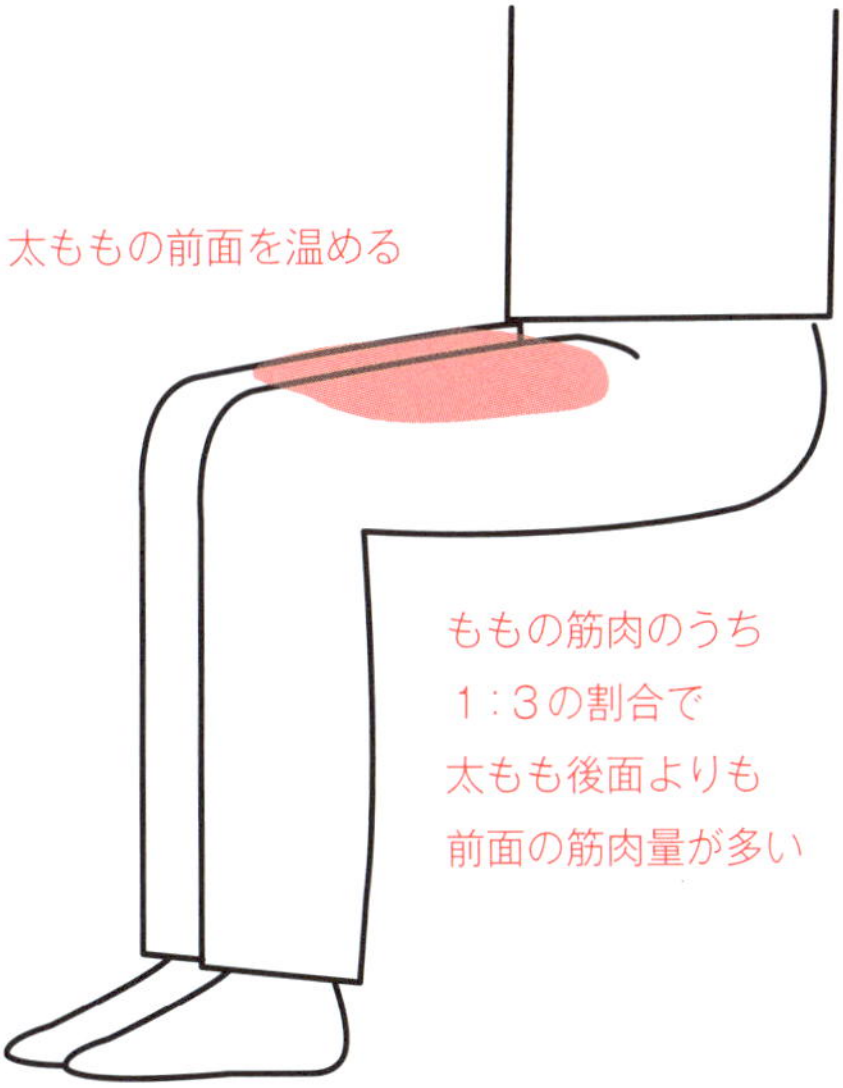
太ももの前面を温める
もものの筋肉のうち
１：３の割合で
太もも後面よりも
前面の筋肉量が多い

入浴前には、お腹、おしり、太もも、二の腕の後ろをしっかり温める。入浴前の体の表面の温度とお湯の温度差をできるだけ縮めることで体の奥まで温めることができる。

【参考文献】

「首のスジを押す」と超健康になる
班目健夫（マキノ出版）

免疫力アップ!「湯たんぽ」で「冷え性」が治る
班目健夫（大和書房）

免疫力を高める「副交感神経」健康法
班目健夫（永岡書店）

血管と心臓を強くする！（TJMOOK）
（宝島社）

「なんとなく不調」が消える からだにいいこと大百科
小林弘幸（リベラル社）

著者プロフィール

班目健夫（まだらめ・たけお）

青山・まだらめクリニック院長
自律神経免疫治療研究所所長

1954年生まれ。80年、岩手医科大学医学部卒業。同大学院（病理系）に入学し、同時に同大学第一内科に入局。84年、医学博士号を取得。東京女子医科大学附属東洋医学研究所、同大学附属成人医学センター自然療法外来、同大学附属青山自然医療研究所クリニック講師などを経て、2011年より青山・まだらめクリニックを開設。西洋医学と東洋医学のすぐれた部分を生かした「統合医療」を30年以上にわたって実践している。クリニックには、別の病院で治療をしても症状が改善されなかった人、難病に長年苦しんできた人が望みを託して訪れるケースが少なくない。著書に、『「首のスジを押す」と超健康になる』（マキノ出版）、『免疫力を高める「副交感神経」健康法』（永岡書店）、『免疫力アップ！　「湯たんぽ」で「冷え性」が治る』（だいわ文庫）などがある。

編集協力　齋藤里美
イラスト　Bikke
装丁　坂本真一郎（クオルデザイン）
本文デザイン・図版・DTP　尾本卓弥（リベラル社）
校正　安岡昌洋
編集人　安永敏史（リベラル社）
編集　宇野真梨子、木田秀和（リベラル社）
営業　津田滋春（リベラル社）
広報マネジメント　伊藤光恵（リベラル社）
制作・営業コーディネーター　仲野進（リベラル社）

編集部　中村彩
営業部　津村卓・澤順二・廣田修・青木ちはる・竹本健志・持丸孝

高血圧を自力で下げる

2024年10月23日　初版発行
2025年 6 月20日　2版発行

著　者　班目健夫
発行者　隅田直樹
発行所　株式会社 リベラル社
〒460-0008　名古屋市中区栄3-7-9　新鏡栄ビル8F
TEL 052-261-9101　FAX 052-261-9134
http://liberalsya.com
発　売　株式会社 星雲社（共同出版社・流通責任出版社）
〒112-0005　東京都文京区水道1-3-30
TEL 03-3868-3275
印刷・製本所　モリモト印刷株式会社

Printed in Japan　ISBN978-4-434-34661-3　C2077

107001